Cholesterinarme Ernährung

Doris Altmaier · Andrea Hassel

Cholesterinarme Ernährung

Dem Herzinfarkt vorbeugen und
trotzdem genußvoll essen

Hundert abwechslungsreiche Gerichte

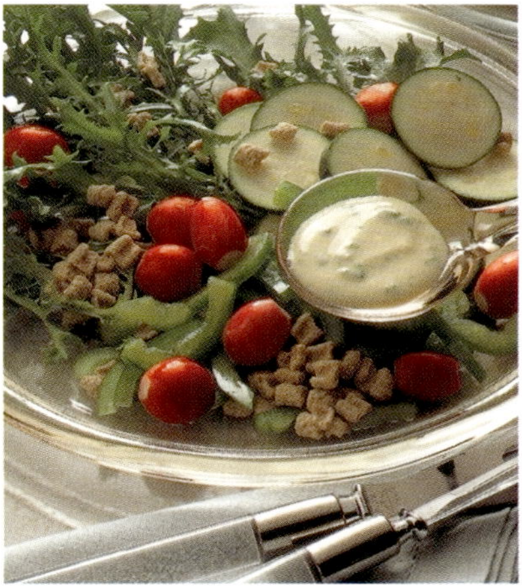

MIDENA

Die im Buch veröffentlichten Ratschläge wurden von den Autorinnen und dem Verlag sorgfältig erarbeitet und geprüft. Eine Garantie kann jedoch nicht übernomen werden. Ebenso ist eine Haftung der Autorinnen bzw. des Verlages und seiner Beauftragten für Personen-, Sach-, und Vermögensschäden ausgeschlossen. Bei der Anwendung im Unterricht und in Kursen ist auf dieses Buch hinzuweisen.

Die Deutsche Bibliothek – CIP-Einheitsaufnahme

Altmaier, Doris:
Cholesterinarme Ernährung : dem Herzinfarkt vorbeugen und trotzdem genußvoll essen ; hundert abwechslungsreiche Rezepte / Doris Altmaier ; Andrea Hassel. – Augsburg : Midena, 1997
ISBN 3-310-00289-6

Midena Verlag, Augsburg

Satz: Hampp Verlag, Stuttgart
Umschlaggestaltung: Eisele & Bullach, Augsburg
Konzeption und Produktion: Hampp Verlag, Würzburg
Druck und Bindung: Neue Stalling, Oldenburg
Gedruckt auf umweltfreundlich chlorfrei gebleichtem Papier

Printed in Germany

ISBN 3-310-00289-6

Inhalt

Rezepte

Einleitung

Essen ist auch Ausdruck von Lebensfreude

Nüchterne Anleitungen von vernünftiger Ernährung stehen machtlos einem Heer von zahllosen Modediäten gegenüber. Sie alle winken mit Patentrezepten gegen Fett und Cholesterin und für Schönheit und Fitneß, meist jedoch mit dem versteckten Hinweis, daß sich Erfolge nur durch die zusätzliche Einnahme von Pillen oder Pülverchen erzielen lassen.

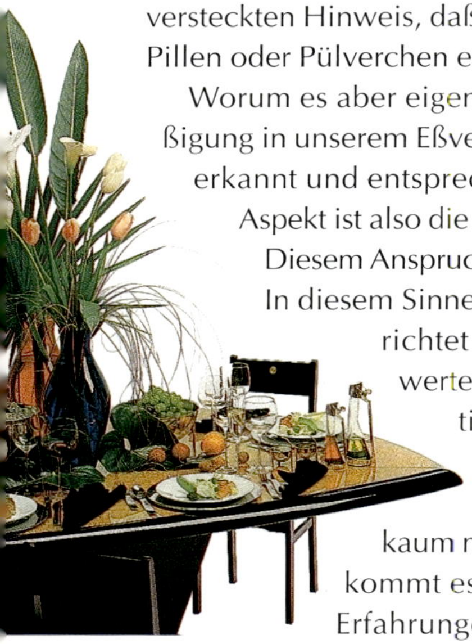

Worum es aber eigentlich gehen sollte, ist eine Hinführung zu mehr Mäßigung in unserem Eßverhalten und eine Lebensweise, die – einmal als falsch erkannt und entsprechend umgestellt – auch durchhaltbar ist. Wichtiger Aspekt ist also die Einsicht und das Erkennen des eigenen Fehlverhaltens. Diesem Anspruch können die meisten Diäten jedoch nicht genüge tun. In diesem Sinne will dieses Buch auch keine neue Diät vorstellen. Es richtet sich an Menschen, die ihren erhöhten Cholesterinwerten Aufmerksamkeit schenken wollen und mit der richtigen Ernährung einer manifesten Erkrankung vorbeugen möchten. Das Ziel, eine bewußtere Lebensführung zu erreichen, läßt sich auf die Dauer auch kaum mit dem erhobenen Zeigefinger durchführen. Vielmehr kommt es darauf an, mit den Ratschlägen zu jonglieren, die Erfahrungen für sich individuell einzuordnen und die Ernährungsgewohnheiten vor allem so zu gestalten, daß sie langfristig angewandt werden können. Bei aller Beachtung ernährungswissenschaftlicher Vorgaben und Einschränkungen soll Essen trotzdem noch Spaß machen und auch Genuß bereiten.

Der Mensch steht im Vordergrund, nicht die Meßergebnisse

Die wichtigsten Aspekte, die ein Programm zur Gewichts- und Cholesterinreduktion enthalten sollte, sind demzufolge: Blanke Zahlen und Meßergebnisse in den Hintergrund zu rücken und Einsicht in die eigene Fehlernährung zu gewinnen. Die Maßnahmen sollten immer gesundheitlich unbedenklich sein, mit dem Ziel einer mittelfristigen Gewichtsreduktion und langfristigen Stabilisierung des erreichten Gewichtes. Nach einer erfolgten Gewichtsabnahme sollte man unbedingt darauf achten, daß das einmal erreichte

Gewicht und das damit verbundene Wohlbefinden nur durch die konsequente Fortführung der neu gewonnenen Ernährungsgewohnheiten auf Dauer gehalten werden kann. Die Nahrungsaufnahme nimmt einen nicht ungeringen Teil unseres täglichen Lebens ein – und so soll es nicht nur Mittel zum Zweck sein, sondern vor allem Ausdruck von Lebensfreude. Auch im Hinblick auf einen erhöhten Cholesterinspiegel darf der Blick nicht starr auf das in den Lebensmitteln enthaltene Cholesterin gerichtet sein. Vielmehr geht es um eine ganzheitliche Betrachtungsweise, eine Verbesserung des körperlich-seelischen Gesamtzustandes, der mit einer langsamen Reduzierung von Übergewicht weit besser Rechnung getragen werden kann als mit Hau-Ruck-Methoden, mit denen man zwangsläufig auf der Strecke bleiben muß.

Weg von bloßen Zahlenwerten – Essen als Therapie für die Seele

Der therapeutische Wert, den unsere Nahrung bietet, ist nicht zu unterschätzen. Er läßt sich für jeden ganz individuell nutzenorientiert einsetzen. Denn besonders bei den vielen ernährungsbedingten Erkrankungen kann ein bewußteres Essen wieder hin zu mehr Gesundheit und Vitalität führen. Gesundheit – sie zu definieren ist ein schwieriges Unterfangen, hängt doch das Wohlbefinden nicht allein davon ab, ob die Vitalwerte bestimmten Normvorstellungen entsprechen oder der Mensch sich subjektiv als beschwerdefrei einschätzt. Und so muß man die Gesundheit immer im ganzheitlichen Zusammenhang von Körper, Geist und Seele betrachten.

Essen hält Leib und Seele zusammen...

...aber trösten Sie sich bei schlechter Stimmung lieber mit einem guten Buch oder einem schönen Blumenstrauß – Ihrer Gesundheit zuliebe.

Dieses Buch möchte Ihr Bewußtsein für die Verantwortung wecken, die wir alle dem eigenen Körper gegenüber haben. Mit Rezepten, die speziell auf eine cholesterinarme Ernährung abgestimmt sind und die zudem lecker schmecken und auch einfach zuzubereiten sind, soll es Ihnen Hilfestellung auf Ihrem Weg zu einem gesünderen und bewußteren Leben bieten. Da die Entgleisungen des Fettstoffwechsels aber ebenso vielfältig wie die Möglichkeiten ihrer Behebung sind, ist bei manifester Erkrankung ärztlicher Rat auf jeden Fall einzuholen und wie auch immer gearteten Heilsversprechen vorzuziehen.

Cholesterin – Was ist es, wie wirkt es?

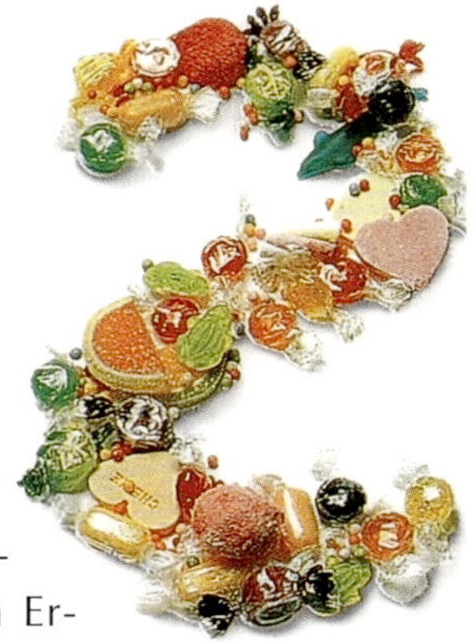

Model oder mollig – Idealgewicht oder Übergewicht – wie kann man das messen?

Wer an Übergewicht leidet, der leidet nicht nur unter einer Beeinträchtigung seines Allgemeinbefindens, sondern auch unter einer eher unvorteilhaften äußeren Erscheinung. Ebenso spielt das soziale Umfeld des Betroffenen eine nicht unbedeutende Rolle. Viele Organe sind auf Dauer mit der zusätzlichen Versorgung der außerplanmäßigen Pfunde schlichtweg überlastet und geben früher oder später ihren Geist auf.

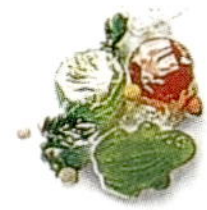

Rechenbeispiel Broca-Index

Bei einer Körpergröße von 165 cm entspräche das einem Normalgewicht (165 – 100) von 65 kg.
Das Idealgewicht liegt für Frauen bei 15 % unter dem Normalgewicht und für Männer bei 10 %. In diesem Fall beträgt das Idealgewicht also 65 – 15 % (9,75) = 55,25 kg.

Dabei muß man es gar nicht erst soweit kommen lassen. Wenn der Arzt die auf den ersten Blick negative Diagnose stellt, der Cholesterin-Spiegel sei zu hoch und müsse auf ein gesundes Maß reduziert werden, sollte man diese Diagnose als Chance begreifen, endlich etwas für seine Gesundheit zu tun. Die Frage ist nur, ab welchem Gewicht man mit einer ernsthaften gesundheitlichen Beeinträchtigung rechnen muß und wo die Grenzwerte liegen. Hierfür gibt es zwei Meßeinheiten: Den Broca-Index und den Body-Mass-Index.

Meßwerte können immer nur Hilfestellung sein

Der Broca-Index liefert Aussagen über Normal- und Idealgewicht und berechnet sich nach der Faustregel: Körpergröße in Zentimetern minus Hundert. Zieht man von diesem Wert noch einmal 10 bzw. 15 % ab, so erhält man sein Idealgewicht. Statistisch konnte nachgewiesen werden, daß die Krankheitshäufigkeit bei Menschen mit Idealgewicht am geringsten ist. Dieser Wert sollte aber nicht als um jeden Preis erstrebenswert betrachtet werden. Wesentlich üblicher ist es daher auch, bei wissenschaftlichen Erhebungen mit dem Body-Mass-Index (BMI) zu arbeiten. Er setzt sich zusammen aus der Formel: Kilogramm Körpergewicht geteilt durch das Quadrat der Körpergröße in Metern. Also: BMI = kg: m^2. Bsp.: Sie sind 1,8 m groß und wiegen 70 kg. BMI = $\frac{70}{(1,8)^2}$ = 21.

Ab wann macht Übergewicht krank?

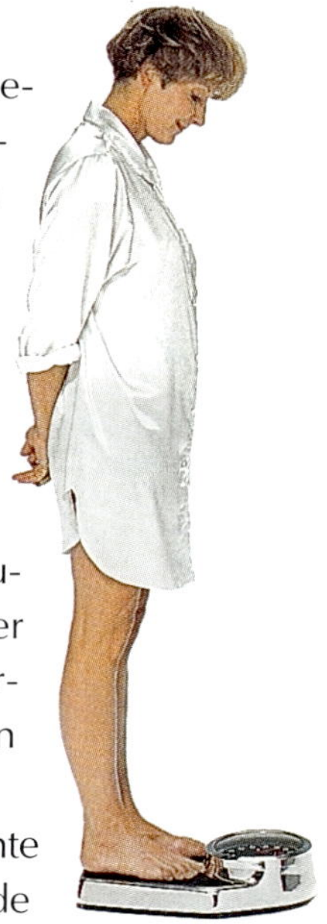

Ab einem Übergewicht von 20 % über dem Tabellenwert sollte unbedingt eine ärztliche Behandlung eingeleitet werden, bei der auch weitere Risikofaktoren bekämpft werden sollten. Diese 20 % entsprächen einem BMI von 27,2 für Männer und 26,9 für Frauen. Festgemacht hat man das an der Erkenntnis, daß ab diesem Grenzwert mit einer Erhöhung des Blutzucker- und Blutfettwertspiegels zu rechnen ist, der häufig auch mit einem erhöhten Blutdruck einhergeht.

Im Klartext bedeutet das: Ab 20 % Übergewicht nimmt die Wahrscheinlichkeit drastisch zu, am sogenannten metabolischen Syndrom zu erkranken, einer oft tödlich verlaufenden Kombination der vier häufigsten »Volkskrankheiten«. Das Risiko, an einer oder mehrerer dieser Krankheiten oder gar an ihren Folgewirkungen wie etwa Krebs zu erkranken, hängt jedoch nicht nur von der Menge des eingelagerten Fettes, sondern auch von der Fettverteilung ab.

Bei der Fettverteilung unterscheidet man zwei Typen: Die sogenannte androide Adipositas, also die Fettverteilung beim Mann, und die gynoide Adipositas, die Verteilung des eingelagerten Fettes bei der Frau.

Während es bei den Männern eher zum sogenannten »Biergeschwür«, der Stammfettsucht kommt, das bedeutet relativ schlanke Hüfte bei einem dicken Bauch, müssen die Frauen mit einer vermehrten Fettablagerung an den Extremitäten und an der Hüfte leben.

Die bei Männern vorherrschende Stammfettsucht scheint dabei ein größeres Infarktrisiko zu bergen als die hüftbetonte Fettverteilung der Frau. Das hängt natürlich auch mit der Situation der Hormonproduktion zusammen, die Frauen vor den Wechseljahren vor einer Hypercholesterinämie schützt.

Der Kampf zwischen Gut und Böse – Vom »guten«und vom »schlechten« Cholesterin

Fette sind nicht nur schädliche Dickmacher. Sie dienen unserem Körper als Energiespeicher, schützen vor Kälte, sind Puffer für empfindliche Organe – sie stellen wichtige Baustoffe unseres Körpers dar.

Damit sie im Blut löslich sind und an jeden Ort im Körper gelangen können, sind sie mit einer Eiweißhülle ausgerüstet. Diese Kombination aus Fett und Eiweiß nennt man Lipoprotein. Diese Lipoproteine besitzen einen unterschiedlich hohen Gehalt an Cholesterin, Proteinen sowie Triglyceriden. Darüber hinaus existieren sie in mehreren Größen, was sich auch auf ihre Dichte auswirkt. Für eine cholesterinreduzierte Ernährung sind vor allem die Lipoproteine vom Typ HDL und LDL relevant.

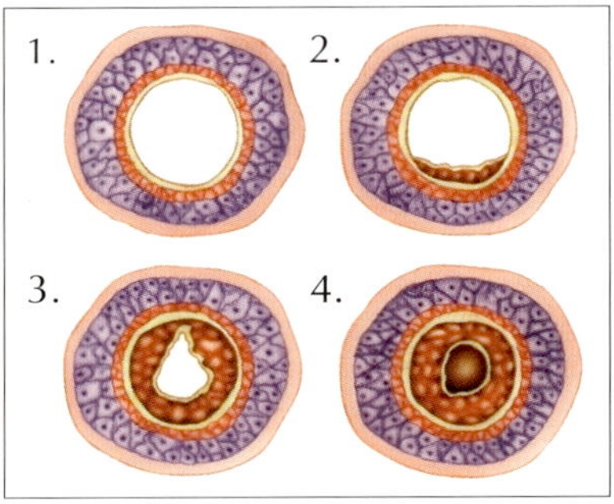

Abb.: 1. Gesunde Arterie
2. Plaques-Ablagerungen
3. Verengungen durch LDL-Cholesterin-Ablagerung
4. Durch Blutgerinnsel verschlossene Arterie

Die LDL-Lipoproteine besitzen eine geringe Dichte (low-density-lipoproteins). Von ihnen wird hauptsächlich Cholesterin transportiert. Bei einem Überangebot wird Cholesterin an den Gefäßwänden abgelagert. Dadurch werden die natürlicherweise elastischen Blutgefäße spröde und hart, und ihre ursprünglich glatte Oberfläche bekommt durch die Ablagerungen regelrechte Haken, an denen sich zum Beispiel Blutgerinnsel festkrallen können. Werden diese Blutgerinnsel irgendwann plötzlich gelöst, können sie kleinere Gefäße schlagartig verstopfen – es kommt zu dem gefürchteten Insult-Schlaganfall oder Gehirnschlag. Im Sprachgebrauch werden die LDL-Lipoproteine deshalb auch als »schlechtes Cholesterin« bezeichnet.

Die HDL-Lipoproteine besitzen eine sehr hohe Dichte (high-density-lipoproteins). Sie nehmen Cholesterin aus den Gefäßwänden auf und transportieren es zur Leber, wo es dann abgebaut wird. Es aktiviert überdies die Fibrinolyse, die Auflösung von Gerinnseln, und wirkt daher arteriosklerotischen Veränderungen entgegen. Man nennt es wegen seiner schützenden Funktion landläufig auch »gutes Cholesterin«. Wichtig bei einer Analyse des Cholesterinspiegels ist aber immer der Gesamtcholesterinwert. Dieser setzt sich zusammen aus dem Verhältnis von LDL zu HDL. Steigt das LDL, so ist das für sich genommen noch nicht aussagekräftig. Erst wenn der HDL-Wert zusätzlich in ungünstigem Maß absinkt, sollte man die Blutfettwerte aufmerksam beobachten. Man spricht von der Hypercholesterinämie. Dieser Zustand ist mehr als funktionelle Störung denn als Krankheit zu betrachten, da die Ursache häufig bei jahrelanger Fehlernährung zu suchen ist. Aus diesem Grund sollte eine Behandlung sinnvollerweise auch an diesem wunden Punkt ansetzen – der Ernährung. Häufig werden erhöhte Blutfettwerte erst durch Routineuntersuchungen entdeckt – der Mensch zeigt zunächst gar keine Krankheitssymptome. Damit fehlt häufig auch ein entscheidendes Motiv zur Nahrungsumstellung, nämlich der Leidensdruck. Alter, Geschlecht, das Vorliegen weiterer Risikofaktoren oder bereits vorliegende Gefäßerkrankungen sollen aber hier zusätzliche Bewertungskriterien dafür sein, ob eine Behandlung erfolgen soll oder nicht. Daß sich eine Beurteilung immer am individuellen Einzelfall festmachen muß, leuchtet ein. Befürworter wie Kritiker der Cholesterin-Diskussion können recht haben: Die einen sagen, es handele sich, wie bereits im Vorfeld dargestellt, lediglich um einen Laborwert, der individuell interpretationswürdig sei. Die anderen sagen, man müsse sich

Rechenbeispiel Blutwerte

Beispiel: ein Gesamtcholesterin von 250, ein HDL-Wert von 90 und ein LDL-Wert von 135 bedeuten kein erhöhtes Risiko. Das HDL liegt bei obengenanntem Beispiel deutlich über 35, das LDL deutlich unter 160. Der Quotient liegt bei 135:90 = 1,5 Damit liegt der Quotient bei dem sehr günstigen Wert von 1,5.

Blutwerte	normal	grenzwertig	bedenklich
Gesamtcholesterin im Blut	bis 200	250	mehr als 200
LDL-Wert	bis 135	140 bis 160	mehr als 170
HDL-Wert	ab 45	unterhalb 45 bis 35	unter 35
Triglyceride	bis 200	bis 400	über 400
LDL/HDL-Quotient	unter 3	zwischen 3 und 4	über 4

an den Statistiken und Tabellen orientieren, die einen Grenzwert festlegen zwischen normal und unnormal. Beide können jedoch das gleiche meinen: Als »normal« gilt in unseren Breiten ein Cholesterinwert von etwa 250 mg/dl Blut. Was als normal gilt, wird in der Regel allerdings auch als gesund angesehen. Normal wären demzufolge auch die daraus resultierenden, bei uns häufig auftretenden Herz-Kreislauf-Erkrankungen und das ursächlich damit verbundene Übergewicht. Schon hier beginnt die Diskussion bizarr zu werden, wenn man versucht, allgemeingültige Regeln aufzustellen. Genausowenig, wie man eine Garantie abgeben kann, ein Cholesterinwert unterhalb von 200mg/dl schütze vor dem Herztod, kann man für den Einzelfall einen Herzinfarkt für Werte über 250 mg /dl vorhersagen.

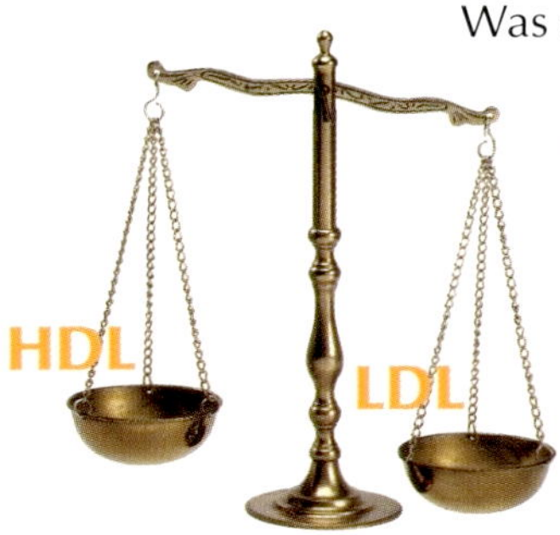

Gratwanderung – Wie hoch darf der Cholesterinwert sein?

Bei der Festlegung von Grenzwerten in der Medizin wird stets der Eindruck vermittelt, daß bei der Einhaltung dieser Werte eben auch ganz bestimmte Erkrankungen zu verhindern seien. Jedoch ist diese Annahme ein Trugschluß. Grenzwerte können immer nur ungefähre Orientierungshilfen sein. Darüber hinaus läßt sich anhand solcher Zahlen keine Aussage darüber treffen, ob oder ab wann die Überschreitung solcher Werte für den Menschen ein Gesundheitsrisiko darstellt.

Ziehen Sie die Cholesterin-Bremse

- Ernähren Sie sich cholesterinarm
- Nehmen Sie viel Gemüse, Hülsenfrüchte, Getreide zu sich
- Auf die Naturbelassenheit der Nahrung kommt es an
- Verzichten Sie auf Nikotin
- Genießen Sie Alkohol nur in Maßen
- Vermeiden Sie Streß
- Reduzieren Sie Ihr Gewicht
- Gönnen Sie sich mehrmals täglich eine »Verschnaufpause«

Grenzwerte sind Ansichtssache

Legt man beim Cholesterin den Grenzwert bei einen Gesamtwert von 200 mg/dl fest, so müßte man die Hypercholesterinämie zur Volkskrankheit erklären. Immerhin wären dann nämlich bereits über 50 % der Unter-30jährigen und über 80 % der älteren Menschen dieser Risikogruppe zuzuordnen. Inwieweit diese Menschen auch behandlungsbedürftig sind, muß aber anhand weiterer Kriterien entschieden werden, hier kommt es immer auf den Einzelfall an.

Ballaststoffe bauen Cholesterin ab

Würde man den Grenzwert hingegen bei 300 mg/dl festlegen, würden erhöhte Cholesterinwerte in den medizinischen Statistiken nur noch selten zu finden sein. Welcher Grenzwert einen Menschen dann letztendlich zum Kranken »degradiert«, hängt neben der Einschätzung des behandelnden Arztes zu einem gewissen Teil auch von den Interessen der Pharmaindustrie ab.

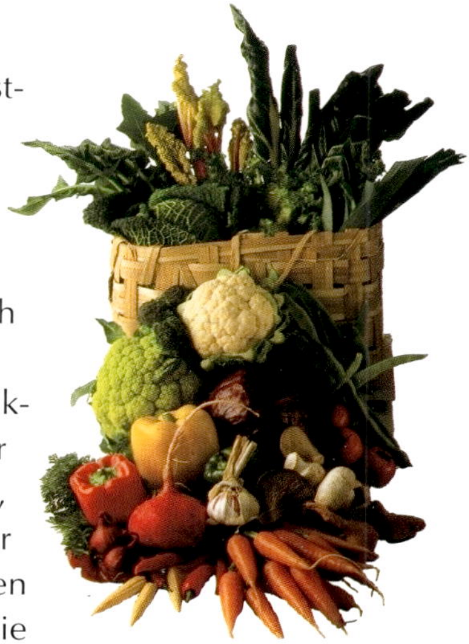

Letztendlich verdienen beide Parteien an unseren Krankheiten. Gerade auf dem Gesundheitssektor werden aber in letzter Zeit auch viele Anstrengungen unternommen, einen ganzheitlichen Ansatz bei der Bekämpfung unserer Zivilisationskrankheiten zu berücksichtigen. Die einzige Möglichkeit, Cholesterin aus dem Körper auszuscheiden und damit die Rückresorption des wertvollen Materials zu verhindern, erfolgt durch den Darm. Aus Cholesterin werden Gallensäuren aufgebaut, die bei der Verdauung benötigt werden.

Lieferanten für Ballaststoffe

- Getreide
- Obst
- Sellerie
- Kohlsorten
- Karotten
- Vollkornbrote

Je mehr Faserstoffe die Nahrung enthält, desto höher ist die Menge der Gallensäuren, die von diesen unverdaulichen Bestandteilen aufgesogen und mit ihnen ausgeschieden werden. Sind in der Nahrung zu wenig Ballaststoffe enthalten, so werden die überflüssigen Gallensäuren durch den Darm wieder aufgenommen und ein weiteres Mal verwendet. Die ausreichende Aufnahme von ballaststoffreicher Nahrung trägt also indirekt zum Abbau des körpereigenen Cholesterins bei.

Stichwort Cholesterin

- wichtiger Bestandteil des menschlichen Organismus
- zuständig für Produktion von Hormonen, Gallensäuren, Aufbau der Zellwände
- entsteht durch Eigenproduktion in der Leber (1000 – 1800 mg/Tag)
- entsteht durch Aufnahme über die Nahrung (200 – 800 mg/Tag)
- Cholesterin kommt in Pflanzen nicht vor!

Responder oder Nonresponder – Die Erbanlagen liefern die Antwort

Bei allen Entwicklungen des Lebens spielen genetische Faktoren eine entscheidende Rolle. Die Bereitschaft, bestimmte Erkrankungen eher auszubilden als andere, ist bei jedem Menschen individuell in der genetischen Erbinformation angelegt. Das bedeutet allerdings nicht, daß man bei entsprechender Disposition gar keinen Einfluß mehr auf seine Kranken- bzw. Gesundheitsgeschichte nehmen kann.

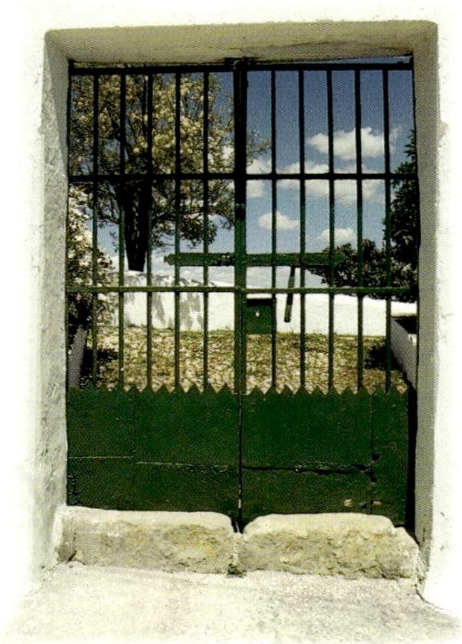

Der Weg zu einem normalen Cholesterin-Wert – oft versperrt durch die Gene

Hohe Cholesterinwerte – Alles nur Vererbungssache?

Bis zu einem gewissen Grad ist auch die Anlage, einen erhöhten Cholesterinspiegel zu entwickeln, erblich vorgegeben. Doch man muß immer auch die äußeren Lebensumstände eines jeden Einzelnen beobachten – denn Streß, Alkohol, Nikotin und falsche Ernährung spielen bei vielen Krankheiten ebenso eine Rolle wie die Vererbung.

Dennoch birgt diese Tatsache für viele Menschen die Chance, auch ohne Medikamente gegen die Hypercholesterinämie vorzugehen. Der Mensch wird, was die Aufnahme von Cholesterin anbelangt, in zwei Typen unterteilt: Die Responder und die Nonresponder (von engl. »respond« = »antworten«).

Responder reagieren auf das durch die Nahrung zugeführte Cholesterin mit einer Erhöhung ihrer Blutfettwerte. Normalerweise wird bei der Cholesterinzufuhr »von außen« die körpereigene Synthese des Stoffes durch innere Regulations-Mechanismen gedrosselt. Der Körper stellt zusätzlich immer nur die Differenz zwischen durch Nahrung aufgenommenem und für Stoffwechselvorgänge benötigtem Cholesterin her.

Bei den Respondern setzt dieser Mechanismus nach Aufnahme von cholesterinhaltiger Nahrung ein – eine Senkung der Blutfettwerte erreicht man in diesem Fall am besten durch eine gezielte cholesterinarme Ernährung. Die Nonresponder hingegen können auf eine kontrollierte Cholesterinzufuhr nicht antworten. Dies bedeutet jedoch nicht, daß man unausweichlich einem Herzinfarkt entgegensieht.

Möglicherweise sind es nämlich gerade die Menschen, deren Regulationsmechanismen noch funktionieren, die die Ursache ihres erhöhten Cholesterinwertes eben nicht in der Ernährung, sondern in einem der vielen anderen möglichen Risikofaktoren zu suchen haben: anhaltender Streß steht hier stellvertretend für Schlafmangel, ungelöste Konflikte, Hektik, Angst und Bewegungsmangel.

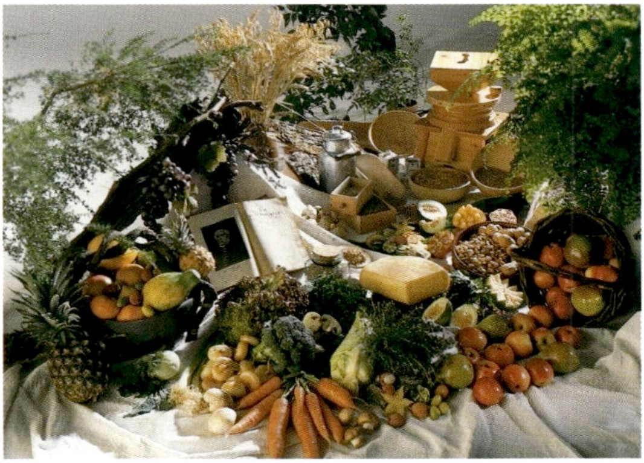

Schon Pfarrer Kneipp lobte die Vorzüge einer ausgewogenen Ernährung

Die Fünf-Säulen-Methode des Pfarrer Kneipp

Bereits Pfarrer Kneipp hat vor hundert Jahren mit seinen Richtlinien für ein gesundes Leben die psychischen und sozialen Faktoren bei der Entstehung von Krankheiten miteinbezogen. Auf diese Erkenntnisse stützt sich auch die von ihm entwickelte Fünf-Säulen-Methode. Sie besteht aus der

- Hydrotherapie (Wasseranwendung)
- Phytotherapie (Kräutertherapie)
- Bewegungstherapie
- Ernährungstherapie
- Ordnungstherapie

Von der einfachen kalten Waschung bis zum Blitzguß wendet man über hundert verschiedene Wasseranwendungen an. Die Vielfalt der Kräuter, die als Tees oder Säfte, in Salben oder auch als Badezusätze verwendet werden können, erlaubt eine relativ genaue und auch milde Beeinflussung der unterschiedlichsten Befindlichkeitsstörungen. Bewegungs- wie auch Ernährungstherapie zielen auf eine grundlegende Verbesserung des Verhaltens ab und die Ordnungstherapie im Sinne einer Lebensordnung und Psychohygiene als ein heute sehr wichtiger Bestandteil der Kneippschen Gesundheitsphilosophie runden sein Angebot ab und lassen es auch heute noch nicht unmodern erscheinen.

Bioaktive Stoffe, die natürlichen Helfer

Unser Organismus beherbergt zahlreiche Stoffe, die nicht zum Aufbau körpereigener Substanz dienen, die aber dennoch wichtige Funktionen erfüllen. Man nennt sie bioaktive Substanzen, die bei den unterschiedlichsten Stoffgruppen zu finden sind. Mehr als 2000 soll es von ihnen geben, aber nur etwa 80 konnte die Forschung bisher bestimmen. Niemand kann genau sagen, welche die wichtigste dieser Substanzen ist, und schon gar nicht, in welcher Menge sie aufgenommen werden muß. Ebenso besitzt man noch keine Kenntnisse über etwaige Wechselwirkungen mit anderen Substanzen – man weiß nur, daß sie unentbehrlich für unseren Körper sind.

Gesundheit liefert nur die Natur

Man nehme: je eine Prise Mineralstoffe, Vitamine, Spurenelemente, Farb-, Aroma- und Faserstoffe, vermische das Ganze mit 100 ml Wasser und trinke es in kleinen Schlucken. Diese Rezeptur hört sich ebensowenig verlockend an wie sie aussieht, und dennoch könnte sie die Zusammensetzung der verschiedenen Inhaltsstoffe eines Apfels beschreiben. Durch bloßes Vermischen von wertgebenden Inhaltsstoffen wird man jedoch nie die gleiche Wirkung wie beim natürlichen Produkt erzielen können. Wie wenig erforscht dieser Bereich bislang ist, zeigt die Tatsache, daß heute noch die für den menschlichen Organismus hilfreichen und notwendigen Faserstoffe als »Ballast«stoffe bezeichnet werden und damit den Eindruck erwecken, unnötig zu sein.

Im Zusammenhang mit Störungen des Fettstoffwechsels gibt es bisher auch nur wenige in ihrer positiv therapierenden Wirkung bekannte Substanzen wie Getreide, Gemüse und Obst. In ihnen sind reichlich von diesen natürlichen Helfern enthalten – allerdings nur im Frischzustand. Lange Lagerzeiten oder Konservierungsmethoden – dazu zählt auch die Ausmahlung des Mehles – tragen zum Abbau der hochempfindlichen Stoffe bei und nehmen dem Lebensmittel seine Lebendigkeit, was von der Industrie in Kauf genommen wird.

Darüber hinaus kommen viele Lebensmittel auch wegen wohlstandsbedingter Ernährungsgewohnheiten nicht mehr auf unseren Speisezetteln vor. Die sättigenden Hülsenfrüchte wie z.B. Linsen, Erbsen oder Bohnen werden kaum noch verwendet. Gerade die Hülsenfrüchte enthalten aber reichlich sogenannte Saponine – seifenartige Verbindungen, die das Cholesterin aus der Nahrung binden und verhindern, daß Cholesterin vom Darm in das Blut gelangt.

Diese relativ großen Moleküle können dann nämlich die Darmwand nicht mehr passieren und werden mit dem Stuhl ausgeschieden. Darüber hinaus fangen sie auch primäre Gallensäuren ab, die aus Cholesterin aufgebaut werden. Um weitere Gallensäuren für die Verdauung zu produzieren, muß der Körper das im Blut schwimmende oder das durch die Nahrung zusätzlich aufgenommene Cholesterin verbrauchen, was eine weitere Senkung des Cholesterinspiegels bewirkt.

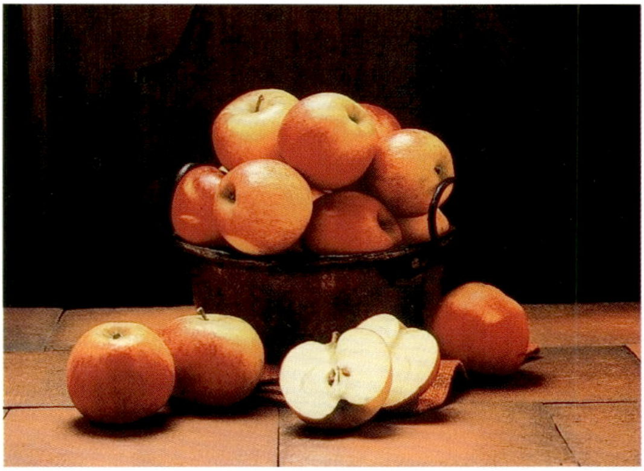

Die Schalen der Äpfel liefern das wichtige Pektin

Nicht nur Ballaststoffe senken den Cholesterinspiegel

Unter Ballaststoffen versteht man allerdings nicht nur die groben unverdaulichen Faserstrukturen, die Zellulose, es gibt auch lösliche Ballaststoffe wie Beta-Glucane, Pektin oder Guar; sie alle kommen reichlich in Obst, Hülsenfrüchten oder Getreide vor. Vor allem Hafer sollte aufgrund seiner cholesterinsenkenden Wirkung auf keinem Frühstückstisch fehlen – z. B. in Form von Frischkornmüsli. Die Faserstoffe selbst, die durch ihre Struktur ein günstiges Klima für Mikroorganismen schaffen, bilden ihrerseits wieder Substanzen wie Ameisen- oder Essigsäure, die auch die Cholesterinsynthese hemmen. Ameisensäure gelangt durch den Darm und das Blut in die Leber, wo sie ein sogenanntes Schlüsselenzym für die Bildung des Cholesterin blockiert. Die Produktion von Cholesterin wird gedrosselt, der Cholesterinspiegel sinkt. Eine weitere bedeutende Gruppe sekundärer Inhaltsstoffe stellen die Phytosterine dar. Sie kommen vor allem in den natürlich fettreichen Früchten vor, aber auch in kaltgepreßten Ölen. Das besondere an diesen chemischen Verbindungen ist, daß sie dem Aufbau des Cholesterinmoleküls sehr ähnlich sind. Trotz dieser Ähnlichkeit haben sie allerdings eine entgegengesetzte Wirkung und sind sogar Bestandteil pharmazeutischer Präparate zur Cholesterinspiegelsenkung.

Wenn eins zum anderen kommt – Das metabolische Syndrom

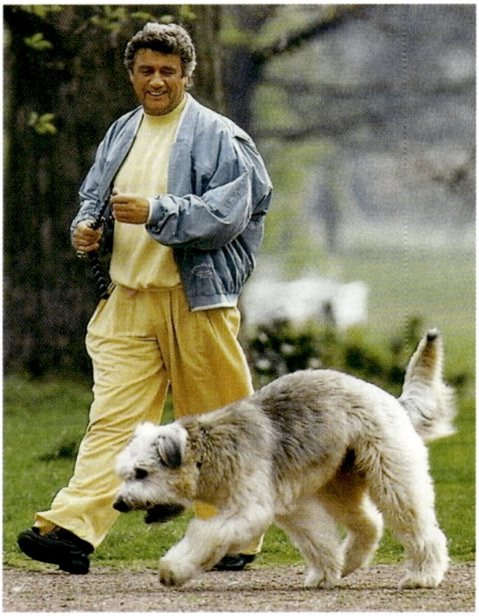

Rasches Gehen fördert die Durchblutung und regt das Herz-Kreislauf-System an.

Trotz Nahrungsvielfalt ist unsere Gesellschaft gekennzeichnet durch Fehlernährung und die daraus resultierenden Krankheiten. Ganz besonders kritisch wird es, wenn zu einer Hypercholesterinämie noch weitere krankhafte Veränderungen des Organismus hinzukommen.

Es kann zum sogenannten metabolischen Syndrom kommen – einer gefährlichen und ernstzunehmenden Kombination vier verschiedener Gefäßerkrankungen. Dieses »tödliche Quartett« setzt sich zusammen aus:

- Hypercholesterinämie (Erhöhung der Blutfettwerte)
- Hypertonie (Bluthochdruck)
- Hyperglykämie (erhöhter Blutzucker)
- Adipositas (Übergewicht)

Auf Hilferufe des Körpers hören

Aufgrund einer ungesunden Lebensweise kann sich also schleichend eine gefährliche Mixtur entwickeln, die dann plötzlich zum Schlaganfall oder Herzinfarkt führen kann – wenn man beharrlich alle Warnsignale ignoriert hat. Diese vier Krankheiten haben eines gemeinsam – sie signalisieren alle, daß der Organismus von bestimmten Dingen zuviel hat und daß er dieses Zuviel nicht mehr wirkungsvoll abarbeiten kann. Krankheiten sind immer Hilferufe des Körpers, und als solche sollten sie auch ernst genommen werden. Aber oft müssen die Patienten erst über lange Zeit einem Leidensdruck ausgesetzt gewesen sein, bevor sie sich dann doch zu einer Therapie und einer bewußten Umstellung ihrer Lebensumstände entschließen können.

Es bedarf offenbar immer erst eines Anlasses wie z.B. einer schwerwiegenderen Erkrankung und einer entsprechenden Diagnose des Arztes, um ganz bewußt mit alten – falschen – Gewohnheiten zu brechen. Im Nachhinein ist man dann erstaunt, wieviel besser man sich doch plötzlich fühlen kann.

Leinen los für einen bewußteren Umgang mit uns selbst

Herz-Kreislauf-Erkrankungen – bei uns immer noch Jahr für Jahr Todesursache Nummer 1 – resultieren oft aus einer Anhäufung vieler verschiedener krankmachender Zustände, die nicht früh genug als solche wahrgenommen wurden. Es liegt an jedem selbst, wann er bereit ist, aus diesem Teufelskreis auszusteigen und die Verantwortung für die eigene Gesundheit aktiv in die Hand zu nehmen.

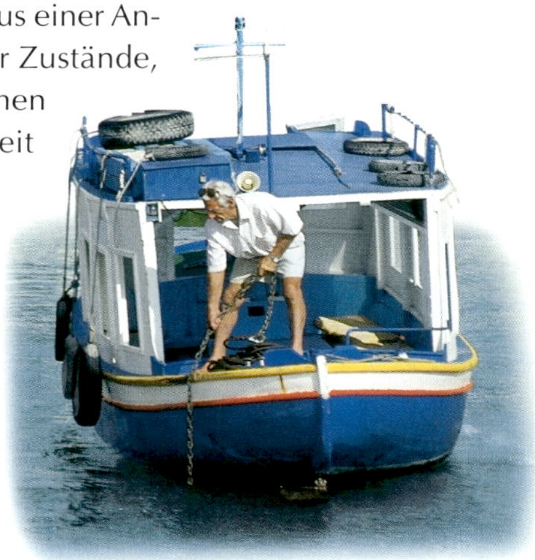

Es ist nie zu spät – ein Routinebesuch beim Arzt, der lediglich einen erhöhten Blutwert feststellt, kann oft der Anfang für ein neues Leben sein. Hat man den neuen Weg erst einmal eingeschlagen und mit kleinen Schritten eine Ernährungsumstellung erzielt, wird man erstaunt sein, wieviel Vitalität und positive Kraft dieses neue Bewußtsein mit sich bringt – ganz zu schweigen von dem neu entdeckten Genuß guten und gesunden Essens. Nehmen Sie sich gleich heute noch Zeit für sich – denken Sie nach, wo Sie selbst Ihrem Leben eine positive Wende geben können, indem Sie Alltagsstreß und Unausgeglichenheit über Bord werfen.

Fangen Sie am besten gleich damit an und gönnen Sie sich jeden Tag »eine kleine Freude«. Wann sind Sie zum Beispiel das letzte Mal über eine blühende Sommerwiese gelaufen oder haben mit Muße ein gutes Buch gelesen? Der letzte gemeinsame Theaterbesuch mit anschließendem romantischem Essen bei Kerzenschein mit dem Partner ist sicherlich auch schon eine ganze Weile her. Aber für einen Neuanfang ist es ja bekanntlich nie zu spät; der Lohn dafür ist ein positiveres und gesünderes – vielleicht sogar längeres – Leben.

Tips zur Vorbeugung

- Lassen Sie Ihre Blutwerte regelmäßig untersuchen
- Versuchen Sie Ihr Normalgewicht zu erreichen
- Achten Sie auf ausreichend Schlaf
- Treiben Sie Ausdauersport
- Bauen Sie Anspannungen ab

Die Fette – Welche wir brauchen und welche uns schaden

Auf Kreta kennt man keinen Herzinfarkt – Gesunde Mittelmeerküche

Dies ist keine reißerische Schlagzeile einer Boulevardzeitung, sondern nachprüfbare Tatsache. Manch ernährungsbewußter Bundesbürger versteht da die Welt nicht mehr – ist doch in der Mittelmeerküche alles ölgetränkt und der tägliche Genuß von Rotwein absolut üblich. Auf die gesunde Mischung kommt es aber an – denn gerade bei einer cholesterinreduzierten Diät bietet die mediterrane Küche viele Vorteile – sie zeichnet sich durch eine ideale Fettsäurenrelation sowie einen hohen Kohlenhydratanteil aus.

Hierzulande ist die Mittelmeer-Küche leider oft nur durch Pizza und Pasta bekannt, doch Ernährungsfachleute raten ganz bewußt dazu, diese abwechslungsreiche Küche mit in den Speiseplan aufzunehmen. Auch 1996 waren in Deutschland chronische Krankheiten wieder Todesursache Nummer 1. Hierfür sind vor allem falsche Ernährungs- und Lebensgewohnheiten das ausschlaggebende Moment. Hektik, zu fettes, zu süßes oder auch zu salziges und vor allem zu gehaltvolles Essen gehören neben einer tüchtigen Portion Streß zu unserem Alltag. Anders bei den Mittelmeeranrainern: Fleisch steht seltener als bei uns auf dem Speiseplan – und wenn, dann serviert man vor allem das magere Geflügel- oder Wildfleisch. Fisch, Joghurt und Käse werden regelmäßig gegessen, statt Süßigkeiten gibt es zwischendurch Obst. Die Mahlzeiten bestehen häufig nur aus kleineren Gerichten mit viel Gemüse, Nudeln, Reis oder Brot. Als wichtigste Fettquelle für die kalte und warme Küche dient das wertvolle Olivenöl – am besten natürlich kaltgepreßt.

Rotwein ist gesund

Täglich 1 Glas – vorzugsweise am Abend getrunken – hat eine erwiesene positive Auswirkung auf den gesamten Organismus.

Neben dem Essen spricht man in südlichen Gefilden auch dem Rotwein einen gesundheitlichen Stellenwert zu. Die in ihm enthaltenen pflanzlichen Begleitstoffe besitzen eine antioxidative Wirkung und leisten darum ihren Beitrag als Radikalfänger ebenso wie auch Obst und Gemüse. Gerade bei verstärkten Umweltbelastungen wie UV-Strahlung und Zigarettenrauchen entstehen diese reaktionsfreudigen Elemente und können die Körperzellen in hohem Maße schädigen. Diese wichtigen pflanzlichen Begleitstoffe des Rotweins sind natürlich ebenso in rotem Traubensaft enthalten. Auch kaltgepreßte Öle enthalten die erwünschten natürlichen Wirkstoffe in Form des fettlöslichen Vitamin E. Provitamin A und Vitamin C sind ebenso wie viele Mineralien und Spurenelemente Antioxidanzien. Sie verhindern die Ablagerung des für Gefäßkrankheiten verantwortlichen LDL.

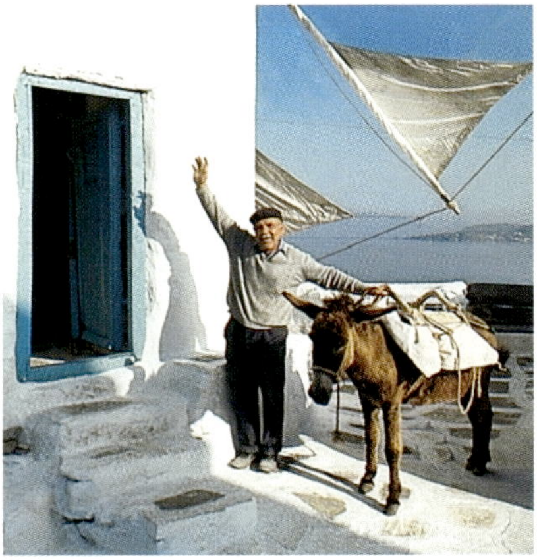

Die gesunde Mittelmeerküche schützt die Menschen vor Herzinfarkt

Die Lebenseinstellung ist auch wichtig

Doch nicht nur die Zusammensetzung der Nahrung, auch die Form der Zubereitung ist entscheidend für ihren gesundheitlichen Wert. Andere Garmethoden, wie das schonende Garen über Dampf, bei dem alle wichtigen Inhaltsstoffe weitgehend erhalten bleiben, oder das Grillen des Fleisches, bei dem der Fettgehalt erheblich reduziert wird, tragen zu einer spürbaren Verbesserung der Ernährungssituation bei. Nicht zuletzt ist es aber auch die vielgerühmte Gelassenheit, mit der unsere südlichen Nachbarn ihr Leben zu meistern verstehen. Das »dolce vita«, engere familiäre Bindungen und der sogenannte »social support« – die gegenseitige soziale Unterstützung in Notlagen – tragen dazu bei, das Risiko einer Gefäßerkrankung durch Streß zu vermindern. Wie man sieht, kommt den psycho-sozialen Faktoren in diesem Zusammenhang mindestens soviel Bedeutung zu.

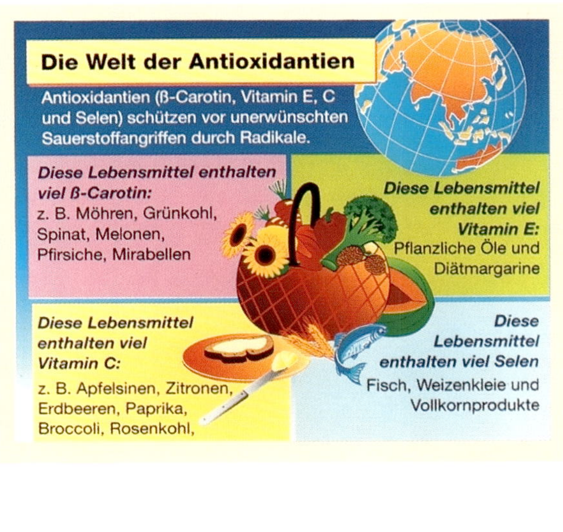

Auf die Inhaltsstoffe kommt es an – Fett ist nicht gleich Fett

Der bloße Blick auf den Energielieferanten Fett kann noch keine Orientierungshilfe bieten. Fett ist nicht gleich Fett, und so paradox es klingen mag: wer Kalorien in Form von Fett sparen möchte, darf gerade nicht am Öl sparen. Öl unterscheidet sich vom herkömmlichen Fett sowohl durch seinen niedrigeren Schmelzpunkt wie auch durch seine wertvollen Inhaltsstoffe. Besondere Beachtung verdienen in diesem Zusammenhang die Fettsäuren. Fettsäuren sind Bestandteile der Fette, die je nach Bauplan als gesättigt, ungesättigt oder sogar mehrfach ungesättigt bezeichnet werden. Vornehmlich ungesättigte und hochungesättigte Fettsäuren sind es, die im Gegensatz zum tierischen Fett bei den pflanzlichen Ölen dominieren. Weiterer Pluspunkt der pflanzlichen Öle ist die Tatsache, daß sie cholesterinfrei sind. Besonders das Olivenöl ist hervorragend dazu geeignet, die Cholesterin-Konzentration im Blut auf ein Normalmaß abzusenken.

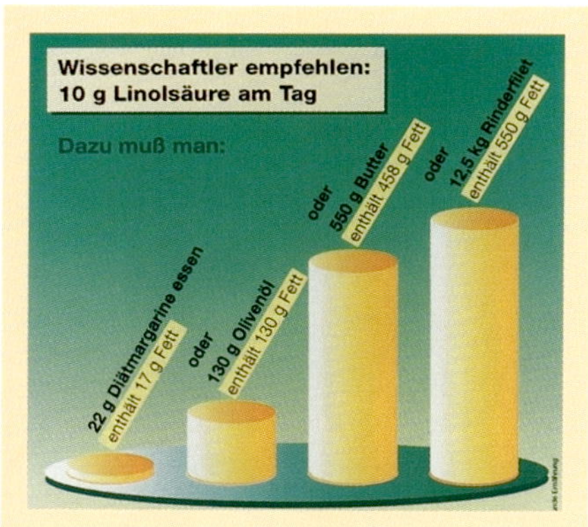

Fettsäuren sind Nahrungsbestandteile, die man als essentiell bezeichnet. Das bedeutet, der Körper kann diese Stoffe nicht selbst herstellen, er muß sie also mit der Nahrung aufnehmen – sie sind lebensnotwendig und somit unentbehrlich. Die Fettsäuren können nur in Verbindung mit den verschiedenen Fetten aufgenommen werden. Fette sind also nicht nur unnötige Kalorienlieferanten. Zwar ist die Energiedichte beim Fett am höchsten (1 g Fett liefert 9 kcal), doch empfiehlt die Deutsche Gesellschaft für Ernährung (DGE), etwa 25 bis 30 % des täglichen Energiebedarfs in Form von Fett aufzunehmen. In dieser Menge sollten 10 g der wichtigen mehrfach ungesättigten Fettsäure Linolsäure enthalten sein. Linolsäure findet sich vor allem in pflanzlichen Ölen.

Sieger nach Punkten – Pflanzenöle

Besonders bei den sogenannten Respondern, also den Menschen, die auf eine Nahrungsumstellung mit einer Veränderung der Blutfettwerte reagieren, bewirken die mehrfach ungesättigten Fettsäuren eine Senkung des unerwünscht hohen

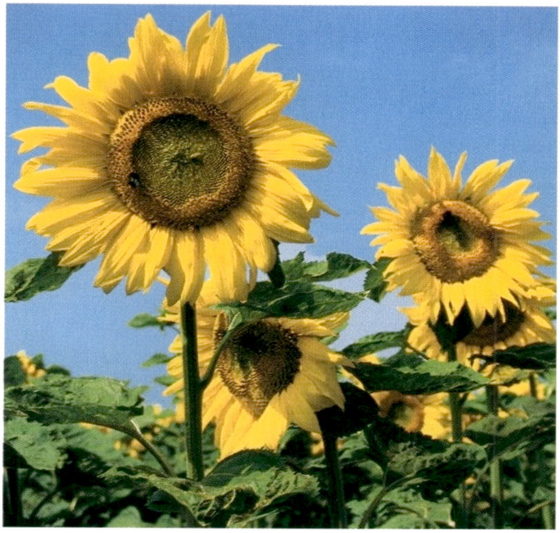

Sonnenblumen – wertvolle Rohstoff- Lieferanten für ein gesundes Öl

LDL-Wertes. Doch auch die Ölsäure, die zwar nur einfach ungesättigt ist, wirkt besonders deutlich LDL-senkend und HDL-neutral. Sie kommt in Avocados, Nüssen und in hohem Maße im Olivenöl vor. Doch auch in Sonnenblumenöl, Distel- oder Weizenkeimöl ist sie enthalten. Diese Fette sollten also bei einer bestehenden Hypercholesterinämie auf jeden Fall ein fester täglicher Bestandteil in der Küche werden. Einen wichtigen Aspekt im Zusammenhang mit den Fetten liefern außerdem die fettlöslichen Vitamine. Sie sind enthalten in fetthaltigen Samen wie Nüssen und Getreide und können nur in Verbindung mit ölhaltigen Nahrungsmitteln aufgenommen werden. Auch dies ein Grund, warum die Fette und hier besonders die pflanzlichen Öle in der Küche ihre tägliche Verwendung finden sollten. Kritisch sind im Gegensatz zu den »sichtbaren« Fetten der Pflanzenöle die »versteckten« Fette, also die nicht sichtbaren in Wurst, Käse, Kuchen etc. zu beurteilen. Hierunter fallen vor allem die tierischen Fette. Sie sind es, die zur Erhöhung der Blutfettwerte, zu Übergewicht und zu Ablagerungen an den Gefäßwänden führen und damit das Infarktrisiko drastisch erhöhen. Bei einer Ernährungsform, die neben einer Gewichtsreduktion darauf abzielt, sich cholesterinarm zu ernähren, sollte man also unbedingt den Genuß tierischer Fette einschränken und durch pflanzliche Fette ersetzen.

Versteckte Fette: Aufgepaßt!

Die Empfehlung der Deutschen Gesellschaft für Ernährung lautet: 70 bis 80 g Fett pro Tag. Tatsächlich liegt der Verbrauch aber sehr viel höher. Ursache sind häufig die versteckten Fette.

40 g Fett stecken z. B. in:

Sichtbarem Fett	oder in verstecktem Fett
50 g Butter oder Margarine	100 g Chips
40 g Pflanzenöl	6 Scheiben Salami
	10 Trüffel-Pralinen
	120 g Camembert
	135 g Blätterteig
	2,6 Liter fettarme Milch
	40 kg Kartoffeln

Damit geht's wie geschmiert – Informationen zum Lebensmittel Öl

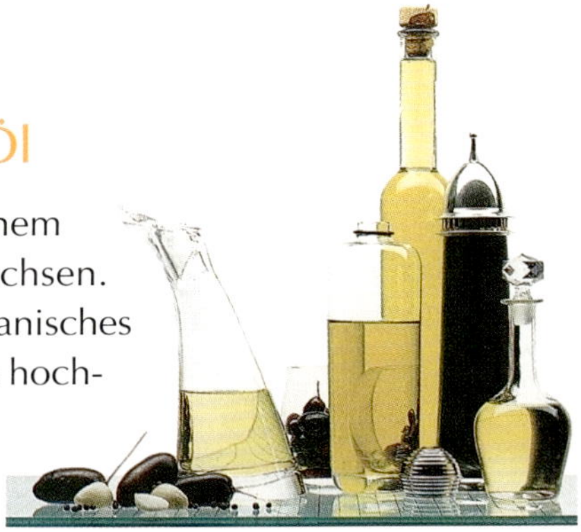

Die Ölgewinnung und -verarbeitung ist zu einem gigantischen industriellen Prozeß herangewachsen. Längst wird das Öl nicht mehr nur durch mechanisches Auspressen der Ölfrüchte gewonnen. Mit Hilfe hochtechnischer Anlagen und unter Verwendung von Leichtbenzin ringt man der Ölfrucht heute auch den letzten Tropfen ab.

Sojabohne, Sonnenblumenkern oder Olive – egal um welche Frucht es sich handelt, längst existiert eine raffinierte Variante des fettigen Goldes. Bei der Raffination wird zunächst unter Zusatz von heißem Wasser ein Teil des im Öl enthaltenen Lecithins entfernt. Nach der Entlecithinierung erfolgt die Entschleimung des Öls. Mit Hilfe von Phosphorsäure werden Eiweiße und andere Begleitstoffe entfernt. Mit heißer Natronlauge werden dann die natürlich vorkommenden freien Fettsäuren beseitigt. Schließlich filtert man mit Aktivkohle und Bleicherden die farbgebenden Komponenten aus dem Öl. Durch Desodorierung mit Wasserdampf und hohen Temperaturen entfernt man den letzten Rest an individuellen Inhaltsstoffen. Was man als Endprodukt erhält, ist eine bis zur Unkenntlichkeit veränderte standardisierte und geschmacksneutrale Grundsubstanz, lange lagerbar und geeignet für jede Art der Weiterverarbeitung. Ein lediglich durch Pressung erhaltenes Öl besteht hingegen aus verschiedenen Fettbestandteilen mit unterschiedlich hohen Schmelzpunkten. Am Beispiel des kaltgepreßten Ölivenöls kann man deutlich sehen, wie feste Bestandteile das Aussehen trüben, wenn man die Flasche aus dem Kühlschrank holt.

In der Industrie trennt man diese verschiedenen Triglyceride unter Verwendung von Kälte, Wasch- und Lösungsmitteln. Die hochschmelzenden Bestandteile werden für die Margarineherstellung benötigt. Neben der sogenannten Fraktionierung wird das Fett einer Umsteuerung unterzogen. Mit Hilfe von chemischen Zusatzstoffen wird es in seine Grundbestandteile Glycerin und Fettsäuren zerlegt und ganz nach gewünschten Gebrauchseigenschaften wieder entsprechend zusammengesetzt. Zum Zwecke der Härtung wird durch hohen Druck die natürliche Struktur der Fettsäuren geknackt. Hierbei entstehen leider auch zahlreiche neue Zusammensetzungen, deren gesundheitliche Unbedenklichkeit längst noch nicht geklärt ist.

Streichzart allein reicht nicht – Butter oder Margarine?

Das Thema Butter ist im Zusammenhang mit der Cholesterinproblematik wohl das am meisten kontrovers diskutierte Thema. Doch sowohl in Zeiten der Not wie auch in unserer modernen Überflußgesellschaft hat sich der fetthaltige Brotaufstrich beharrlich gehalten. Allein auf die Werbebotschaft scheint es hier anzukommen. Im Zusammenhang mit einer regelrechten Cholesterin-Hysterie werden immer mehr Menschen zu Opfern der Diskussion zwischen Butter und Margarine. Zwar gibt es einige wenige hochwertige Sorten von Margarine, das Kernproblem lautet allerdings nicht, ob Butter oder Margarine, sondern wieviel man davon zu sich nehmen sollte.

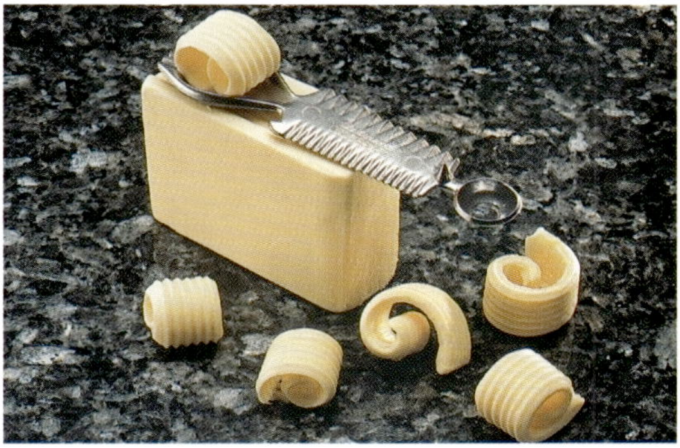

Wer sich cholesterinarm ernährt, muß nicht auf Butter verzichten!

Obwohl es verarbeitungstechnisch höchst bedeutsam ist, ist die Frage des Streichfettes relativ unbedeutend, handelt es sich hierbei doch um das sichtbare Fett. In unseren Zeiten von Fertiggerichten, Kantinenessen und Fast-Food kommt den versteckten Fetten die weitaus größerere Bedeutung zu. Nach den Erkenntnissen der Deutschen Gesellschaft für Ernährung bestreitet heute der Durchschnittserwachsene die Hälfte seines Energiebedarfes durch den Nahrungsbestandteil Fett. Vor dem Krieg betrug dieser Anteil lediglich ein Viertel. Was die »gute Butter« als so wertvolles Nahrungsfett auszeichnet, ist ihre gute Verdaulichkeit. Die Fetttröpfchen liegen bei Butter in sehr kleiner Form vor, so daß sie sehr schnell aufgenommen werden können. Ursprünglich wurde Butter allein durch physikalische Methoden aus der Milch gewonnen, und auch heute noch stellt sie durch ihren geringen Verarbeitungsgrad ein Lebensmittel dar, das einen im Sinne der Vollwerternährung wichtigen Bestandteil der Nahrung ausmacht. Durch den geringen Anteil an ungesättigten Fettsäuren ist Butter weitaus hitzebeständiger als Margarine. Allerdings macht sie der hohe Eiweißanteil zum kräftigen Anbraten ungeeignet, denn das kostbare Milchfett bräunt sehr schnell und wird dann schwarz. Einzig das milde Sautieren – d.h. Schwenken in Butter – von Lebensmitteln ist hier sinnvoll.

Hungern verboten – Ernährungsempfehlungen

Lesen Sie die Ernährungsempfehlungen einmal in Ruhe durch – und dann Hand auf's Herz: Die meisten davon waren Ihnen sicherlich bekannt und leuchten ein, aber wie oft »verstößt« man dennoch dagegen? Nehmen Sie sich für den Anfang vor, wenigstens einige der Punkte zu beherzigen – bis Sie am Schluß alle einhalten können!

- Die tägliche Kalorienzufuhr sollte je nach Alter und Tätigkeit bei Männern 2400 bis 2600 kcal und bei Frauen 2000 bis 2200 kcal nicht überschreiten. Kalorienorientierte Reduktionsdiäten mit weniger als 1000 kcal bedürfen unbedingt einer ärztlichen Betreuung.

- Der Gesamtfettverzehr soll nur etwa 25 bis 30 % der zugeführten Nahrungsenergie betragen. Das sind bei 2100 kcal höchstens 70 g Fett pro Tag.

- Der Energiegehalt aus Eiweiß sollte nur 13 % der Gesamtenergiemenge betragen. Einseitige und eiweißbetonte Diäten führen zu überschüssiger Energiezufuhr. Die daraus entstehenden Fettpolster schaden mehr als sie nützen – sie wieder abzubauen ist sehr mühsam.

- Etwa 57 % der Nahrungsenergie sollten über Kohlenhydrate aufgenommen werden. Eine gesunde Vollwertkost zeichnet sich durch einen hohen Gehalt an Kohlenhydraten im natürlichen Verbund aus und ist damit reich an Ballaststoffen – von ihnen sollten mindestens 35 g in der täglichen Nahrung enthalten sein.

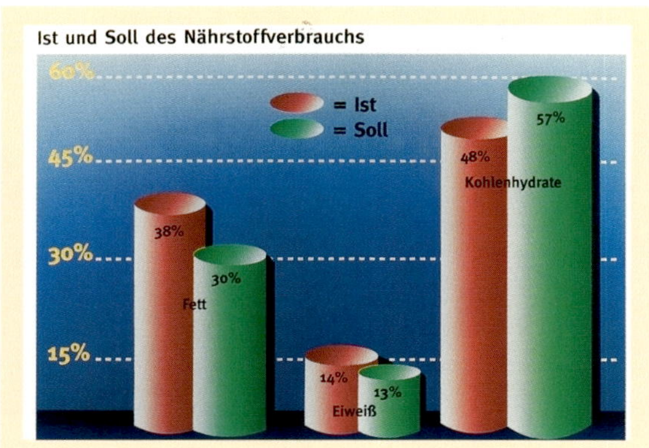

- Zuckerhaltige Getränke oder Lebensmittel meiden. Bei Süßhunger zu Obst greifen.

- Eine notwendige zusätzliche Einnahme von Medikamenten sollte unbedingt immer mit dem Arzt besprochen werden.

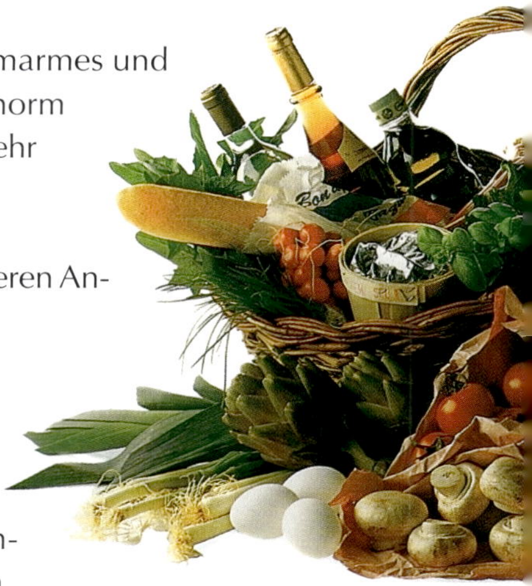

- Stets genügend trinken. Etwa 2 bis 3 Liter natriumarmes und kaliumhaltiges Mineralwasser oder Tee sparen enorm viel Kalorien ein, sättigen zeitweise und löschen sehr gut den Durst.

- Wein, Bier oder andere Alkoholika nur zu besonderen Anlässen und in Maßen.

- Gesättigte Fettsäuren sind durch ungesättigte oder mehrfach ungesättigte zu ersetzen.

- Die mit der Nahrung aufgenommene Cholesterinmenge sollte 300 mg pro Tag nicht überschreiten.

- Zum Würzen von Speisen mehr Kräuter statt Salz verwenden. Salz wirkt sich nachteilig auf den Blutdruck aus.

- Gleichmäßige und regelmäßige Arbeitsabläufe vermindern die stoßartige Adrenalinausschüttung, die Seele und Stoffwechsel gleichermaßen in Wallung bringt.

> **TIP**
>
> Mehrere kleine Mahlzeiten über den Tag verteilt sind besser als drei große und verhindern die gefürchteten nächtlichen Heißhungerattacken.

- Genügend Schlaf und Ruhe fördern die Ausgeglichenheit und bewahren so vor Kompensationshandlungen durch unmäßiges Essen.

- Bewegung baut Streß ab, hält fit und fördert die Sauerstoffaufnahme und Durchblutung. Drei Mal pro Woche etwa eine Stunde strammes Spazierengehen, Radfahren, Schwimmen oder ein anderer Ausdauersport sind sinnvoller und wirksamer als einmal pro Woche mehrere Stunden bis zum Umfallen trainieren.

Einsicht statt FdH – Ernährungsumstellung ist erfolgversprechender als Diät

Für den Fall, daß der Arzt bei Ihnen einen erhöhten Cholesterinwert oder aber das metabolische Syndrom festgestellt hat, wird er Ihnen in jedem Fall neben einer eventuellen medikamentösen Behandlung zu einer grundlegenden Umstellung Ihrer Ernährungsgewohnheiten raten. Bei der Einnahme eines Medikamentes dreimal täglich verspricht man sich logischerweise eine Wirkung. Bei der mehrmaligen Nahrungsaufnahme am Tag erhofft man sich zunächst einmal keine Wirkung. Das Fatale an ernährungsbedingten Krankheiten ist aber gerade, daß man nicht sofort nach der Einnahme eine Wirkung verspürt. Stoffwechselerkrankungen blicken auf eine lange Entstehungsgeschichte zurück. Ebenso lange wie die Fehlernährung gedauert hat, um eine Erkrankung hervorzurufen, kann auch der Erfolg einer Gesundung auf sich warten lassen. Darum kommt es darauf an, auch eine richtige Ernährung als Therapie zu akzeptieren. Darüber hinaus sollte man sich am Anfang keine allzu große Gewichtsabnahme erhoffen, sondern sich lieber über die kleinen Erfolge freuen. Allgemein gilt die Regel: was schnell runter ist, das ist auch schnell wieder drauf. Man spricht von dem sogenannten Jojo-Effekt, das heißt, alle durch Blitz-, Super- oder sonstige Modediäten verlorenen Pfunde sind innerhalb kürzester Zeit wieder da – und wenn man Pech hat, sogar noch ein paar dazu. Für eine langfristige und effektive Gewichtsabnahme muß also ein anderer Weg gewählt werden. Hilfreich ist vor allem eine stufenweise Umstellung der Ernährung, die aber immer die sechs Bausteine einer cholesterinreduzierten Ernährung enthalten sollte:

1. Baustein:

Die breite Basis einer ausgewogenen Nahrung bilden kohlenhydratreiche, stärkereiche Nahrungsmittel wie Brot, Kartoffeln sowie Reis, Hülsenfrüchte und Getreideprodukte. Als besonders vorteilhaft haben sich hier ballaststoffreiche Produkte bewährt, da sie langanhaltend sättigen und den Blutzuckerverlauf günstig beeinflussen. Empfohlen wird pro Tag: 4 Scheiben Vollkornbrot, 250 g Kartoffeln oder 150 g Nudeln oder Reis.

2. Baustein:

Saisongemüse ist der Vitamin- und Mineralstoffspender schlechthin. Es enthält weniger unerwünschte Begleitstoffe und einen erheblich höheren Fasergehalt

weniger unerwünschte Begleitstoffe und einen erheblich höheren Fasergehalt als seine zarte Schwester aus dem Treibhaus. Der hohe Gehalt an Wasser und Ballaststoffen sättigt und erleichtert somit das Abnehmen. Mit Gemüse kann man sich so richtig sattessen: 400 g pro Tag sind empfehlenswert.

3. Baustein:
Bei Obst darf ebenso freizügig zugelangt werden – 400 g am Tag sind erlaubt.

4. Baustein:
Fisch, Fleisch und vor allem Fleischprodukte und Eier sind neben Eiweiß- auch die größten Fettlieferanten. Sie enthalten in hohen Mengen Cholesterin, deshalb sollte gelten: möglichst wenig davon essen und auf fettarme Varianten zurückgreifen. Täglich sollten nicht mehr als 100 bis 150 g Fleisch, Fisch oder

5. Baustein:
Fettarme und ungesüßte Milchprodukte liefern das unentbehrliche Eiweiß und das für Knochenaufbau und Mineralstoffhaushalt wichtige Kalzium. 2 Scheiben Käse, 1 Glas Buttermilch oder Milch und 1 Becher Joghurt sollte man täglich zu sich nehmen.

6. Baustein:
Native Öle wie auch Diätmargarine oder Butter enthalten hochwertige ungesättigte Fettsäuren, die sich positiv auf den Cholesterinspiegel auswirken. Empfohlen sind 2 El Öl und 20 g Diätmargarine oder Butter pro Tag.

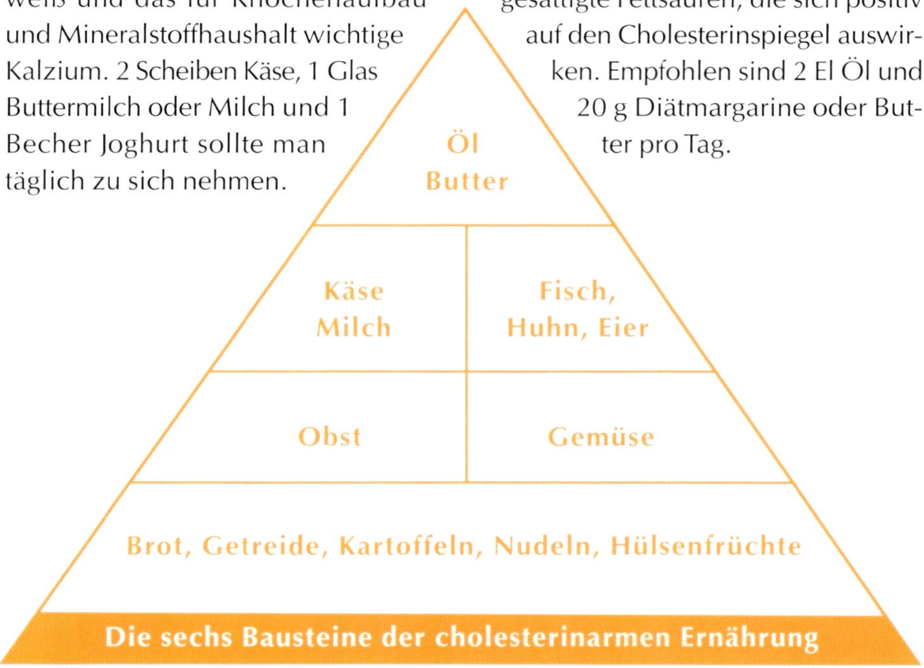

Die sechs Bausteine der cholesterinarmen Ernährung

Cholesterin im Alltag – Worauf muß ich achten?

Die Vielfalt ist unüberschaubar

Das Angebot an Lebensmitteln in unseren Supermärkten ist gekennzeichnet durch den Erfindungsreichtum von Lebensmittelchemikern und Food-Designern. Lange haltbar soll es sein, billig und trotzdem wohlschmeckend. Leicht Verderbliches auf diese einfache Formel zu reduzieren, davon leben ganze Industriezweige – leider auch von den dadurch hervorgerufenen ernährungsbedingten Erkrankungen.

Aus dem riesigen Warensortiment trotzdem das Richtige herauszusuchen ist inzwischen nicht nur für den Laien zur hohen Kunst geworden. Ernährungsphysiologische Erkenntnisse zeigen hochgradig komplexe Zusammenhänge auf, und diese zu durchschauen und sinnvoll anzuwenden wird für den Nicht-Fachmann immer schwieriger. Auch Mediziner können da manchmal an ihre Grenzen stoßen und schlichtweg überfordert sein.

Und dennoch: Trotz der angebotenen Warenfülle ernähren sich die Menschen immer einseitiger. Diese Form der falschen Ernährung führt sehr schnell zu Mangelsymptomen. Darüber hinaus bietet eine schlecht oder nicht durchdachte Ernährungsweise optimalen Nährboden für das ungeliebte und gefürchtete Übergewicht. In Zeiten, in denen durch allgemeinen Sparzwang präventive Angebote und Beratungen gestrichen werden, gerät die Ernährung allmählich zum Politikum. Ein Viertel der Erwachsenen in der Bundesrepublik ist übergewichtig und etwa ein Drittel zeichnet sich durch behandlungswürdige Entgleisungen des Fettstoffwechsels aus – mit all den damit verbunden Konsequenzen. Ernährungswissen tut also not.

Hauptsächlich die Naturbelassenheit der Lebensmittel ist hier das Kriterium der Wahl, denn die Qualität der Nahrungsmittel sinkt mit dem Grad ihrer Verarbeitung. Natürlich ist damit nicht gemeint, alles nur noch so zu verzehren, wie es Mutter Natur geschaffen hat. Viele unserer überlieferten Küchentechniken tragen mittlerweile zu einer besseren Verdaulichkeit der Lebensmittel bei. Kartoffeln oder Bohnen zum Beispiel dürfen wegen ihrer giftigen Inhaltsstoffe in rohem Zustand nicht verzehrt werden. Die Kartoffelstärke ist roh unverdaulich. Beim guten alten Sauerkraut helfen Milchsäurebakterien, den derben

Kohl sowohl schmackhafter als auch besser verdaulich zu machen. Durch die Gärung wird der Zellverband aufgelockert und zusätzliches Vitamin C gebildet. Durch andere Verarbeitungstechniken werden unerwünschte Begleitstoffe entfernt oder Eiweiße denaturiert und dadurch leichter verdaulich. Auch hier läßt sich das Ernährungswissen nicht auf ein Schwarz-Weiß-Denken reduzieren. Auf den Zusammenhang kommt es also an, und diesen für den Ernährungslaien deutlich zu machen, ist angesichts der teilweise auch noch unerforschten komplexen Zusammenhänge mehr als schwierig.

Das Ampelsystem ROT - GELB - GRÜN

Wenn Sie sich dazu entschlossen haben, Ihre bisherige Ernährungsform umzustellen und in Zukunft auf Cholesterin in der Nahrung zu achten, kann Ihnen bei der Auswahl Ihrer Speisen das Ampelsystem eine wertvolle Hilfe leisten. Wie bei einer Verkehrsampel signalisiert es Ihnen mit seinen 3 Farben, welche Speisen bei einer cholesterinarmen Ernährung erlaubt sind und den Cholesterinspiegel sogar senken können (grün), wo Sie aufpassen müssen (gelb), und welche Nahrungsmittel Sie meiden oder zumindest nicht täglich verzehren sollten (rot).

Obst und Gemüse:

rot: Kartoffelpuffer, Chips, Pommes frites
gelb: Avocado, Oliven, Dörrobst, zarte Blattsalate
grün: Frisches Obst, Gemüse, Rohkost aus festen Gemüsen, Hülsenfrüchte, Pilze

Fische und Meeresfrüchte:

rot: Muscheln, Krabben, Schnecken, Aal, Kaviar, Austern
gelb: Fettfische und geräucherte Fischzubereitungen
grün: Magere Fischsorten wie Forelle, Kabeljau, Seelachs

Süßspeisen, Naschwerk:

rot: Pralinen, Schokolade, Eiscreme
gelb: Süßspeisen mit Süßstoff, Honig
grün: Mit Süßstoff gesüßte Bonbons, Zubereitungen mit der natürlichen Süße von Früchten

Fleisch und Wurst:

rot: Fettes Fleisch und Wurst, sichtbares Fett, Innereien, besonders Hirn und Leber

gelb: Roher Schinken ohne sichtbares Fett

grün: Mageres Fleisch, Geflügelwurst, Sülzen, Wild, Geflügel ohne Haut, Kaninchen

Fette und Öle:

rot: Speise- und Tafelöl, Margarine mit z.T. gehärteten Fetten, alle festen Fette wie Kokosfett und Schmalz, Mayonnaise

gelb: Butter

grün: Olivenöl, Öle mit mehrfach ungesättigten Fettsäuren, kaltgepreßte Öle, hochwertige Diätmargarine

Getränke:

rot: Limonaden, alkoholische Getränke, Milchmixgetränke

gelb: Bier, Rotwein, Fruchtsäfte mit Zucker

grün: Wasser, Tee, Buttermilch, Molke

Milch und Milchprodukte:

rot: Schlagsahne, Crème fraîche, Käsesorten mit mehr als 40% Fett i.Tr., Sahnequark

gelb: Vollmilchjoghurt, Kondensmilch, Käse bis 40% Fett i.Tr., Sauerrahm

grün: Magermilch und Magermilchprodukte, magere Käsesorten, Buttermilch- und Molkezubereitungen

Getreide und Getreideerzeugnisse:

rot: Süße Gebäcke und Torten, pikante Gebäcke, Müslis mit Zucker, Blätterteig

gelb: Brötchen, Mischbrote, Zwieback eifrei, Knäckebrot

grün: Vollkornbrot, Haferflocken, Weizenkeime, Naturreis, eifreie Vollkornnudeln

Tips für den richtigen Einkauf

Beim Einkauf fängt bekanntlich das Übel bereits an: Lustorientiert und hungrig, von der Werbung oder einem Sonderangebot beeinflußt, landet da so manches im Wagen, was vorher eigentlich gar nicht auf dem Einkaufszettel stand. Mit einer Checkliste für den Einkauf sagen wir Ihnen, worauf Sie achten sollten, wenn Sie Nahrungsmittel mit geringem Cholesteringehalt kaufen müssen.

- Etiketten lesen – Jedes Produkt muß über eine Zutatenliste verfügen, auf der die einzelnen Inhaltsstoffe aufgelistet sind. Die Reihenfolge der Zutaten ist wichtig: Die zuerst genannte Zutat ist am meisten, die zuletzt genannte Zutat am wenigsten enthalten.

- Bei verpackter Ware Verfallsdatum beachten.

- Nicht hungrig einkaufen gehen. Ein zu Hause geschriebener Einkaufszettel kann vor ungewollten Spontankäufen schützen.

- Fettmodifiziert einkaufen: Fette und Öle mit ungesättigten oder mehrfach ungesättigten Fettsäuren sind den tierischen Fetten mit hauptsächlich gesättigten Fettsäuren vorzuziehen.

- Kaltgepreßte Öle sollten den raffinierten vorgezogen werden. Sie sind ohne Hitzeeinwirkung und ohne chemische Extraktionsmittel hergestellt.

- Versteckte Fette in Wurst, Gebäck oder Fertiggerichten meiden. Bei Käse ist der Fettgehalt in der Trockenmasse angegeben. Meist beträgt der absolute Wert etwas mehr als die Hälfte der genannten Fettstufe. Bei 100 g Emmentaler 60% i.Tr. beträgt der absolute Fettgehalt etwa 32 g.

- Bei jeder Art von industriell hergestellten Nahrungsmitteln muß die Zusammensetzung angegeben sein:
  »Pflanzliche Öle« bedeutet hier fast immer Kokos- oder Palmfett, oft sind sie auch zum Teil gehärtet. Diese Fette erhöhen den Cholesterinspiegel. Durch tierische Produkte führen Sie Ihrem Körper über die Nahrung zusätzlich Cholesterin zu.

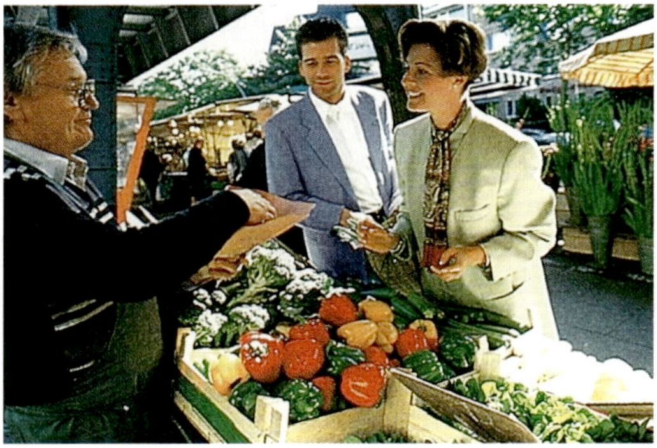
Auf Obst- und Gemüsemärkten sucht man Cholesterin vergebens

- Pflanzliche Lebensmittel sind immer cholesterinfrei und bestechen darüber hinaus durch ihren hohen Gehalt an Vitaminen und Nährstoffen sowie einen niedrigen Kalorienwert.

- Die Qualität der Nahrung läßt sich an dem Grad ihrer Natürlichkeit messen – je natürlicher, d.h. je weniger ein Lebensmittel verarbeitet wurde, desto gesünder ist es für unseren Organismus.

Tips für richtiges Essen

- Ganz gleich, ob Sie sich nun cholesterinarm, vegetarisch oder vollwertig ernähren möchten – es ist immer sehr wichtig, einige Ratschläge zu beherzigen, bei denen Sie erkennen werden, wieviel Spaß Essen machen kann.

- Vor der eigentlichen Mahlzeit einen Salat essen. Möglichst aber festes Gemüse wie Möhren, Sellerie oder Kraut. Zarte Gewächshausgemüse haben keine lange Aufenthaltsdauer im Magen.

- Langsam essen. Da das Sättigungsgefühl erst mit einer gewissen Verzögerung einsetzt, kann man durch bewußt langsames Essen den Nachschlag einsparen.
  Übrigens: Während der ersten fünf bis zehn Minuten nimmt man die meiste Nahrung auf. Besonders gut läßt sich das bei unseren Babies beobachten. Alles was darüber hinausgeht, ist nur noch reines Vergnügen.

- Verzichten Sie auf Aperitif oder sonstigen Alkohol als Appetitanreger vor dem Essen – Sie sparen nicht nur Kalorien.

- Selbstüberlistung hilft manchmal auch – auf kleinen Tellern sehen die Portionen größer aus.

- Oft wird übersehen, wieviele Kalorien man durch Getränke aufnimmt. Mineralwasser bietet hier die beste Alternative. Übrigens: Ein Gläschen vor dem Essen getrunken bremst den ersten Hunger.

- Kaffee oder Tee nicht mit Zucker, sondern mit Süßstoff süßen.

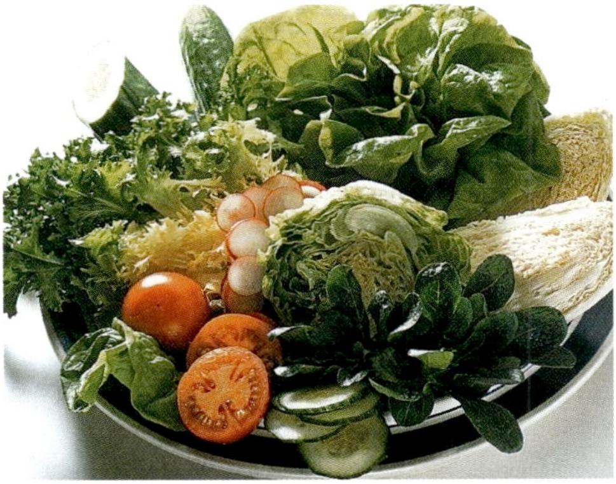

Mindestens 1 x täglich – frischer Salat

- Fettreduziert essen. Der Fettanteil in der Nahrung sollte nur noch etwa 30 % betragen. Fleisch oder Fisch sollten hauptsächlich mit schonenden Garmethoden zubereitet werden.

- Wenig zusätzliches Nahrungscholesterin aufnehmen. Alle tierischen Lebensmittel enthalten eben auch tierisch viel Cholesterin. Schmalz, Speck und Fleisch, aber auch Schalentiere wie Krabben, Austern und Schnecken enthalten leider zuviel von dem Stoff, der Ihre Blutfettwerte in die Höhe schnellen läßt.

- Viele Kohlenhydrate im natürlichen Verbund aufnehmen. Das heißt Zucker oder Stärke nicht isoliert in künstlichen Produkten, sondern in Form von Vollkornbrot, Bananen oder Pellkartoffeln.

- Auch bei der künstlichen Zufuhr von Ballaststoffen darauf achten, sie in ihrem natürlichen Verbund zu belassen wie z.B. beim Vollkornmehl. Die künstliche Zufuhr als Kleie im Müsli beispielsweise erfordert eine genaue Kontrolle der Flüssigkeitszufuhr, sonst kann es zu starker Verstopfung (Obstipation) kommen.

- Trotz der Einschränkung des Nahrungscholesterins und des Energiegehaltes der Nahrung sollte auf eine ausreichende Zufuhr von Eiweiß sowie Vitaminen, Mineralstoffen und Spurenelementen geachtet werden. Bei einer abwechslungsreichen und ausgewogenen Ernährung ist aber eigentlich eine ausreichende Versorgung mit diesen Nährstoffen gewährleistet.

Tips für die richtige Zubereitung

Die Zubereitung unserer Nahrung ist sowohl für den Geschmack wie auch für die Erhaltung der wertvollen Inhaltsstoffe von zentraler Bedeutung. Richtig angewandte küchentechnische Verfahrensweisen sind bei der Erstellung der Gerichte darum ebenso wichtig wie die Rezeptur als solche.

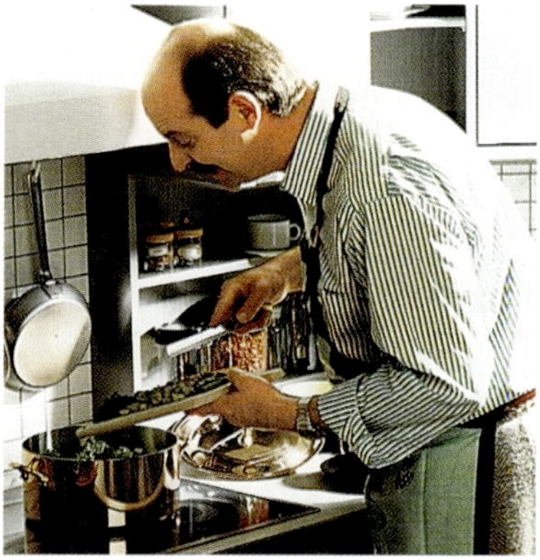

Gesunde Cholesterin-Gerichte lassen sich einfach zubereiten

- Lebensmittel bis zur Zubereitung immer kühl aufbewahren, ebenso danach. Das schont die Vitamine und vermindert die Gefahr, daß die Lebensmittel schnell verderben.

- Um den Ballaststoffanteil zu erhöhen, die Schale an Gemüse und Obst belassen, wo immer es geht; z.B. Tomaten nicht häuten, Äpfel nicht schälen oder Kartoffeln mit der Schale kochen.

- Langes Wässern vermeiden, d.h. Gemüse nicht im Wasser liegen lassen. Mineralstoffe sind Salze, die im Wasser ausgelaugt werden können.

- Salate erst waschen und danach zerkleinern. Gemüse dämpfen oder dünsten, am besten aber roh verzehren.

- Vitamine leiden unter dem Kochprozeß, darum die Kochzeiten einhalten und unnötig langes Kochen vermeiden. Gemüse stets nur bißfest kochen. Möglichst keinen Dampfdrucktopf einsetzen, das Ergebnis ist meist nicht bißfest und außerdem wird durch der Abbau der Vitamine vorangetrieben.

- Fleisch – anstatt mit Fett zu braten – lieber grillen oder in der Folie garen. Nicht frittieren und auch nicht panieren.

- Bei Suppen und Soßen das Fett entfernen. Einfach geht es, wenn man die Suppe kühl stellt und die Fettschicht abhebt. Es gibt im Fachhandel auch spezielle Kannen, mit denen man die Brühe abgießen kann, das Fett bleibt zurück.

Lebensmittel - Austauschtabellen

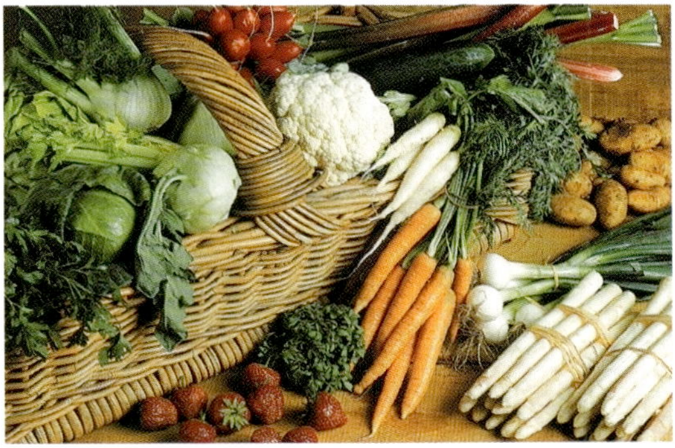

Genuß ohne Reue – frisches Gemüse

Wichtig bei einer langfristigen Umstellung der Ernährungsgewohnheiten ist, daß die Diät individuell abgeändert werden kann. Wer zum Beispiel statt Roggenbrot lieber Cornflakes oder statt Kochkäse lieber Gouda essen möchte, kann das tun. Die nachfolgenden Tabellen geben Aufschluß darüber, welches Lebensmittel bei gleichbleibenden Nährwerten gegen ein anderes eingetauscht werden kann. Die Nährwert-Tabellen im Anschluß enthalten alle relevanten Werte der gängigsten Nahrungsmittel.

Da pflanzliche Produkte kein Cholesterin und kaum Kalorien enthalten, können Kräuter und Salate beliebig gegeneinander ausgetauscht werden. Man sollte jedoch immer darauf achten, frische Produkte zu kaufen und diese weitestgehend naturbelassen zuzubereiten.

Kohlenhydratreiche und eiweißreiche Nahrungsmittel

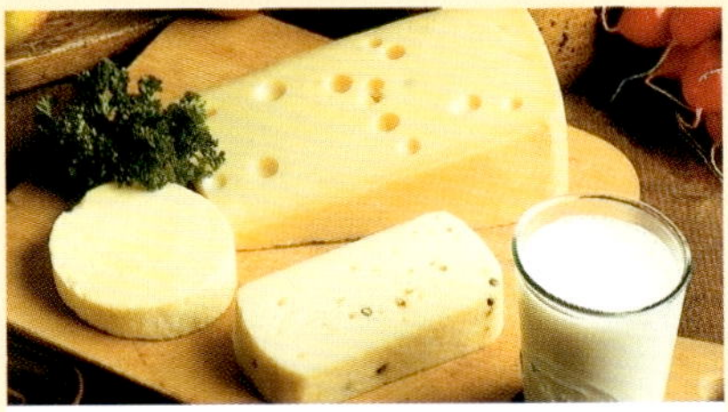

Kohlenhydratreiche	Eiweißreiche
1 Scheibe Vollkornbrot 50 g	
1 Scheibe Weizenmischbrot	
1 Roggenbrötchen	
1 Scheibe Grahambrot 50 g	
1 Scheibe Pumpernickel 45 g	
1 Scheibe Roggenmischbrot 50 g	
2 Scheiben Vollkornbaguette 50 g	
3 El Haferflocken 30 g	125 g fettarmer Joghurt
2 Scheiben Vollkorntoast 50 g	50 g magerer Schichtkäse
3 Scheiben Vollkornknäcke 30 g	50 g Hüttenkäse
6 Diätkekse mit Süßstoff 30 g	125 g fettarmer Kefir
25 g parboiled Reis	125 g fettarme Milch
5 El Cornflakes 25 g	50 g Magerquark
120 g Salzkartoffeln	150 ml Buttermilch
30 g Nudeln, eifrei	125 g fettarme Dickmilch

Fleisch/Fisch	Wurst/Käse
125 g Putenschnitzel	30 g Teewurst
125 g Hähnchenbrustfleisch	40 g Lachsschinken ohne Fett
125 g Kaninchenfleisch	20 g gekochter Schinken ohne Fett
125 g Lammfleisch von der Keule	50 g corned beef
125 g Schweinelende	50 g Tatar ohne Ei
125 g Wildbrät	20 g Bierschinken
120 g Rotbarsch	50 g Geflügelwurst
125 g Forelle	25 g Roastbeef
120 g Heilbutt	40 g Camembert 30 %
150 g Hecht	20 g Gouda 45 %
150 g Kabeljau	30 g Edamer 30 %
150 g Dorsch	60 g Kochkäse 30 %
70 g Lachs	40 g Limburger 20 %
80 g Makrele	40 g Romadour 20 %
150 g Scholle	50 g Schmelzkäse 30 %
150 g Seelachs	30 g Tilsiter 30 %
150 g Zander	30 g Schafskäse 40 %
150 g Seezunge	20 g Brie 45 %
150 g Barsch	40 g Frischkäse 50 %
100 g Bismarckhering	

Obst

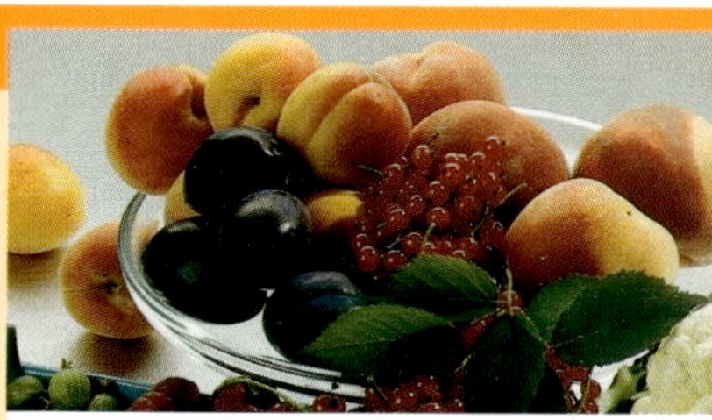

100 g Erdbeeren	1 Apfel
100 g Brombeeren	1 Kiwi
100 g Stachelbeeren	1 Pfirsich
100 g Himbeeren	1 Nektarine
100 g rote Johannisbeeren	100 g Zwetschgen mit Kern
150 g Wassermelone (Fruchtfleisch)	150 g Sauerkirschen mit Kern
1 Birne	
1/2 Grapefruit	
1 Apfelsine	
150 g Aprikosen mit Kern	
150 g Ananas	

Nährwert-Tabelle	Chol (mg)	kcal	Fett (g)
Eier			
1 Ei	238	92	6,7
Fette und Öle			
1 Portion Butter (20 g)	16,6	48	148,0
100 g Halbfettmargarine	4	362	40,0
100 g Margarine	7	709	80,0
1 El Mayonnaise 50 %	10	96	10,4
1 El Olivenöl	0	132	14,9
1 El Sonnenblumenöl	0	132	15,0
Fisch und Meeresfrüchte			
150 g Forelle	84	170	5,0
1 Portion Forelle geräuchert (50 g)	30	60	1,8
100 g Bismarckhering	64	153	10,0
100 g Brathering	53	162	9,0
100 g Matjes	99	209	15,5
1 Portion Kabeljau (150 g)	75	116	1,0
1 Portion Karpfen blau (150 g)	116	195	8,2
150 g Lachs	53	197	9,5
1 Portion Rotbarsch (150 g)	63	161	5,0
150 g Seezunge	75	125	2,1
1 Portion Tintenfisch paniert	197	261	14,5
150 g Fischstäbchen	74	354	15,3
Fleisch und Fleischzubereitungen			
1 Portion Rinderbraten mager (125 g)	75	161	6,6
1 Portion Rinderlende	88	151	5,0
1 Portion Gulasch (160 g)	45	147	10,2
1 Frikadelle (180 g)	164	385	21,8
100 g Hackfleisch halb und halb	61	230	17,5
1 Schweinekotelett (125 g)	75	200	11,6
1 Portion Oberschale (125 g)	73	139	3,3
1 Portion Rumpsteak (150 g)	123	338	18,2
1 Portion Tatar (75 g)	44	85	2,3

Nährwert-Tabelle	Chol (mg)	kcal	Fett (g)
Fleisch und Fleischzubereitungen			
1 Portion Schnitzelfleisch (125 g)	88	134	2,4
1 Schnitzel paniert	159	345	18,4
1 Scheibe Kasseler (100 g)	70	141	6,0
1 Portion Hähnchenbrust (125 g)	83	128	0,9
1 Portion Ente gebraten mit Sauce	132	408	30,1
1 Portion Kaninchen (125 g)	88	183	9,5
1 Portion Putenbrust (125 g)	75	134	1,2
1 Portion Putenschnitzel gebr. (150 g)	80	218	7,0
1 Stück Bauernbratwurst	104	482	41,0
100 g Fleischkäse	31	351	37,6
100 g Corned beef	44	126	3,4
100 g Fleischwurst	33	375	40,4
1 Paar Frankfurter Würstchen	58	286	25,3
1 Portion Gänseleberpastete (30 g)	49	63	4,3
1 Scheibe Jagdwurst (20 g)	12	46	3,7
1 Portion Kalbsleberwurst (30 g)	56	97	8,4
100 g Landjäger	53	374	35,9
1 Portion Mettwurst (30 g)	21	102	9,0
1 dünne Scheibe Salami (10 g)	7	32	2,8
100 g Schinken gekocht	57	125	4,6
1 Scheibe Schinken (40 g)	23	50	1,8
1 Portion Zungenblutwurst (30 g)	17	109	10,4
1 Portion Wurstsülze (30 g)	4	10	0,2
1 Portion Teewurst (30 g)	18	110	10,4
1 Portion Schwartenmagen (30 g)	17	91	8,3
Gemüse und Gemüsezubereitungen			
1 Portion Artischockenböden (150 g)	0	18	0,1
1 Portion Aubergine (200 g)	0	34	0,4
1 Portion Bleichsellerie (200 g)	0	46	0,6
1 Portion Blumenkohl (200 g)	0	46	0,6
1 Teller Bohnensuppe	38	573	36,1
1 Portion Broccoli (200 g)	0	106	6,7
1 Portion Chinakohl (200 g)	0	28	0,6

Nährwert-Tabelle	Chol (mg)	kcal	Fett (g)
Gemüse und Gemüsezubereitungen			
1 Portion Eisbergsalat (75 g)	0	10	0,2
1 Portion Endivien (75 g)	0	8	0,2
1 Teller Erbsensuppe	8	145	9,1
1 Portion Feldsalat (75 g)	0	11	0,3
1 Portion Fenchel (100 g)	0	25	0,3
1 Portion Gurkensalat mit Joghurt	5	54	2,8
1 Karotte (40 g)	0	10	0,1
1 Portion Kartoffeln (200 g)	0	142	0,2
1 Portion Auflauf (250 g)	323	388	27,2
1 Portion Bratkartoffeln (200 g)	0	224	11,0
1 Portion Kartoffelbrei (200 g)	8	136	2,8
1 Portion Kroketten (150 g)	74	216	8,0
1 Portion Pellkartoffeln (200 g)	0	142	0,2
1 Portion Pommes frites (150 g)	0	236	15,1
1 Portion Kartoffelsalat (200 g)	8	204	9,0
1 Portion Kohlrabi (200 g)	0	86	4,1
1 Portion Kopfsalat (75 g)	0	9	0,2
1 Portion Lauch (200 g)	0	52	0,7
1 Portion Lauchgemüse	2	138	10,1
1 Teller Linseneintopf	18	295	23,9
100 g Oliven	0	130	12,7
1 Olive (3 g)	0	4	0,4
100 g Paprikaschote roh	0	20	0,3
1 Portion gefüllt mit Hackfleisch	58	158	8,1
100 g Radieschen	0	15	0,1
1 Portion Rosenkohl (200 g) gedünstet	4	126	7,2
1 Portion rote Beete	0	54	0,1
1 Portion Sauerkraut	0	32	0,6
1 Portion Spargel (200 g)	0	36	0,3
mit Sauce hollandaise	26	114	9,0
1 Portion Spinat zubereitet	10	118	9,2
1 Tomate (65 g)	0	11	0,1
1 Glas Tomatensaft (200 g)	0	30	0,3
1 Portion bayr. Kraut	1	86	1,9

Nährwert-Tabelle	Chol (mg)	kcal	Fett (g)
Gemüse und Gemüsezubereitungen			
1 Kohlroulade mit Hackfleischfüllung	24	139	8,3
1 Portion Krautsalat (200 g)	0	118	8,2
1 Portion Wirsinggemüse	4	88	4,7
1 Zucchini (100 g)	0	19	0,4
1 Zwiebel	0	8	0,1
1 Portion Zwiebelsuppe	14	62	5,0
1 Portion Gazpacho	0	22	0,6
1 Teller Pichelsteiner	0	145	3,9
1 Portion Rohkostsalate mit Vinaigrette	8	118	7,8
1 Portion Pilze (200 g)	0	30	0,5
Getränke			
1 Glas Cola	0	122	0,0
1 Glas Orangensaft	0	94	0,1
1 Tasse Kaffee mit Milch und Zucker	0	12	0,1
1 Glas Limonade	0	84	0,0
1 Glas Apfelwein	0	132	0,0
1 Glas Bier alkoholfrei	0	105	0,0
1 Glas Pils	0	65	0,0
1 Glas Export	0	110	0,0
1 Glas Champagner (100ml)	0	79	0,0
1 Glas Weißwein	0	144	0,0
1 Glas Rotwein	0	132	0,0
Getreide und Getreideerzeugnisse			
100 g Grünkern	0	324	2,7
1 gehäufter El Hafer (20 g)	0	71	1,4
1 Portion Haferflockenbrei (180 g)	86	198	9,2
100 g Müsli mit Milch und Obst	2	173	4,7
100 g Müsli mit Trockenobst und Nüssen	2	390	11,8
1 Portion Cornflakes (20 g)	0	71	0,1
1 Portion Milchreis mit Zimtzucker	21	149	6,5
1 Portion Reis (60 g)	0	56	0,1
1 Portion Nasi Goreng (300 g)	108	558	32,7

Nährwert-Tabelle	Chol (mg)	kcal	Fett (g)
Getreide und Getreideerzeugnisse			
100 g Weizenmehl Typ 405	0	337	1,0
100 g Grieß	0	326	0,8
1 Baguette (250 g)	0	630	3,5
1 Scheibe Grahambrot	0	87	0,6
1 Scheibe Knäckebrot	0	36	0,2
1 Scheibe Mehrkornbrot	0	111	0,5
1 Scheibe Vollkornbrot	0	101	0,6
1 Weizenbrötchen	0	116	0,6
Milch und Milchprodukte			
200 ml Milch 1,5 % Fett	12	96	3,2
200 ml Milch 3,5 % Fett	26	128	7,0
1 Tasse Kakao	15	197	5,4
1 Glas Buttermilch	6	72	1,0
1 El Crème fraîche	18	56	6,0
100 g Joghurt 1,5 %	4	63	1,3
100 g Joghurt 3,5 %	14	66	3,8
1 Glas Molke	4	50	0,5
Schmand 24 % (150 g)	65	205	20,0
1 El saure Sahne 10 %	10	31	3,0
Käse			
1 Portion Brie 45 % (30 g)	13	77	5,4
1 Scheibe Butterkäse (30 g)	16	90	7,1
1 Portion Camembert 30 % F. i.Tr. (30 g)	6	53	2,6
1 Scheibe Edamer 40 %	11	77	4,9
1 Scheibe Emmentaler 45 % (30 g)	27	115	9,0
1 Portion Tilsiter (30 g)	29	106	8,3
1 Portion Frischkäse 50 %	23	84	7,1
1 Scheibe Gouda 45 % (30 g)	34	110	8,8
100 g Mozarella	46	255	19,8
1 El Parmesan (20 g)	14	81	6,0
100 g Quark 20 %	16	100	4,4
30 g Schafskäse	14	71	5,6

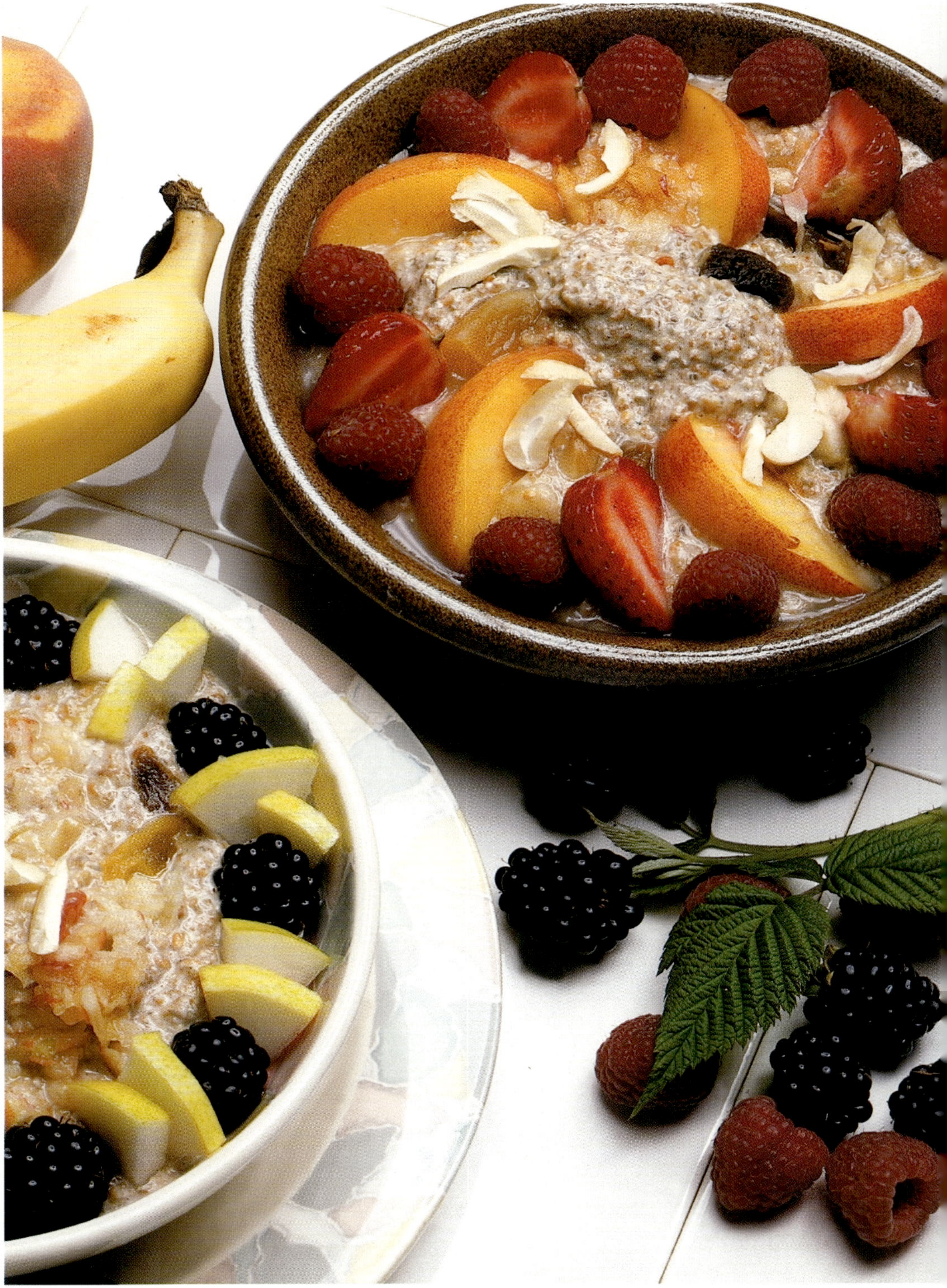

Frühstück – Abwechslungsreiches für einen gesunden Start in den Tag

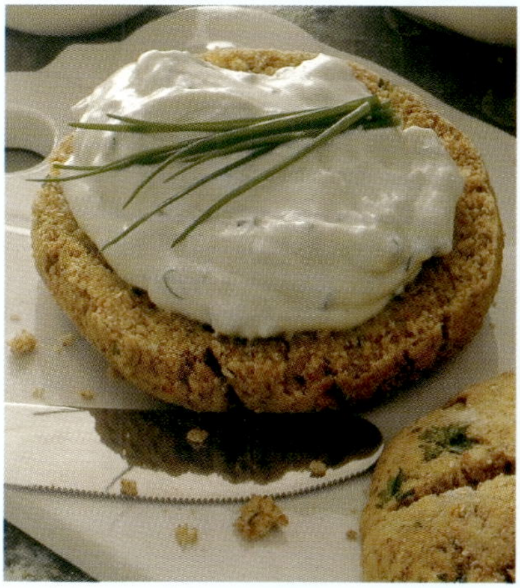

Frischkornmüsli (1 Person)

40 g Getreide	
40 g Wasser	
1 Tl Honig	
100 – 150 g Obst	

1 40 g grob geschrotetes Getreide mit 40 g Wasser verrühren, über Nacht abgedeckt stehen lassen.

2 Zum Frühstück kommen dazu: 1 Tl Honig, 100 –150 g Obst und 100 g Joghourt (4 mg Chol.) oder Magermilch (6 mg Chol.) und nach Belieben 1 El Nüsse.

Alles Müsli oder was?!

Für eine vollwertige gesunde Ernährung sollten Sie morgens (oder abends) frisches Getreide zu sich nehmen. Am besten eignen sich dazu eben Müslis, die Sie je nach Saison und Geschmack beliebig variieren können. Außerdem werden Sie feststellen, daß dadurch der »kleine Hunger« nicht so schnell wiederkommt.

Energie:	293 kcal
Eiweiß:	9 g
Fett:	5 g
Cholesterin:	4 mg
Ballaststoffe:	8,9 g

Buntes Obst-Allerlei mit Hafercreme

1/4 l Milch	
50 g Hafer	
200 g frisches Obst nach Wahl	
1 El Honig	

1 Milch zum Kochen bringen. Den Hafer einrühren und einige Minuten kochen, danach noch ausquellen lassen.

2 Das Obst waschen und in mundgerechte Stücke schneiden, mit dem Honig süßen. Den Haferbrei auf Teller geben und das Obst darauf dekorieren.

TIP

Mischt man ab und zu Trockenpflaumen, Weizenkeime oder Leinsamen unter das Müsli, reguliert dies auf natürliche Weise die Darmtätigkeit.

Energie:	426 kcal
Eiweiß:	16 g
Fett:	8 g
Cholesterin:	15 mg
Ballaststoffe:	8 g

Buntes Obst-Allerlei
Seite 46: Frischkornmüsli

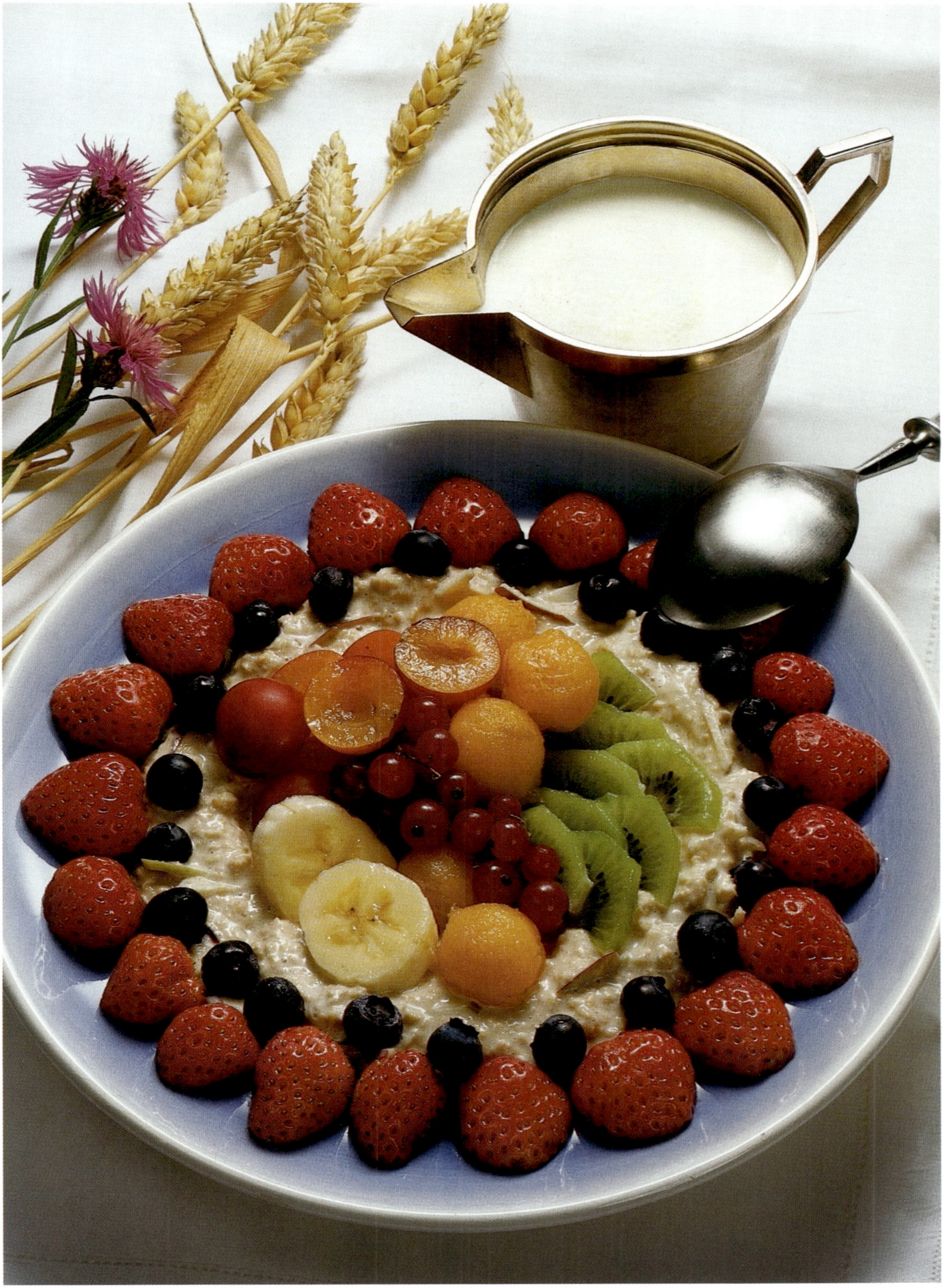

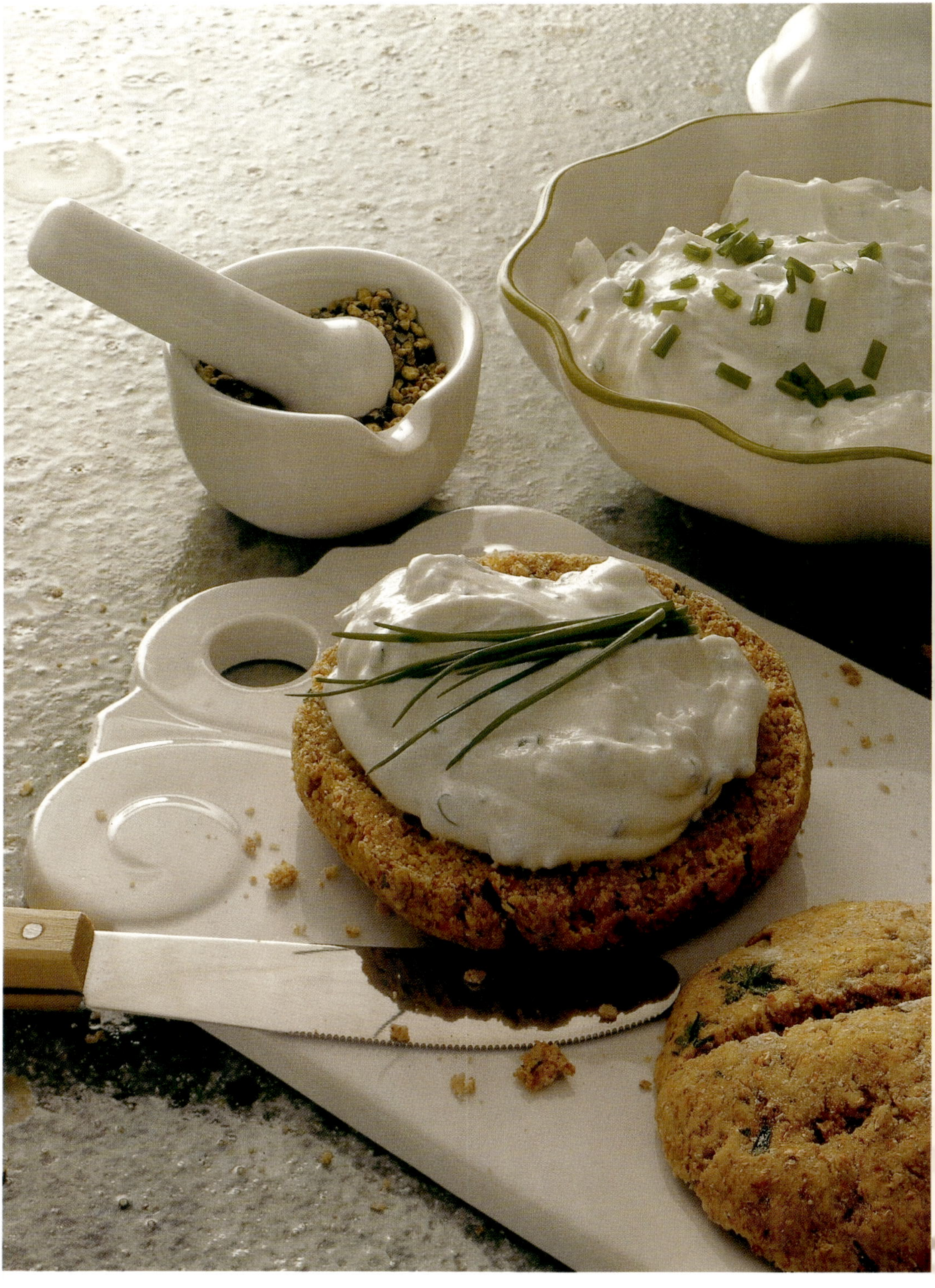

Haferkleiebrötchen mit Schnittlauchquark

1 Haferkleiebrötchen
100 g Magerquark
1 Bund Schnittlauch
Salz
Pfeffer

1 Den Quark mit dem in Röllchen geschnittenen Schnittlauch verrühren und mit Salz und Pfeffer abschmecken, evtl. 1 Spritzer Zitrone dazugeben.

2 Das Haferkleiebrötchen halbieren und mit dem Quark bestreichen. Mit Schnittlauch garnieren.

Energie:	230 kcal
Eiweiß:	20 g
Fett:	2 g
Kohlenhydrate	30 g
Cholesterin:	2 mg
Ballaststoffe:	6 g

Variation

Zur Brotzeit mischen Sie Radieschen und Zwiebeln unter den Quark und reichen frisches Baguette dazu.

Haferkleiebrötchen

Bunter Hüttenkäse mit Gartenkräutern

50 g Hüttenkäse
2 Tl gemischte Kräuter wie Schnittlauch, Borretsch, Petersilie und Sauerampfer
50 g rote Paprika

1 Den Hüttenkäse mit den gewaschenen und klein gehackten Kräutern vermengen.

2 Die Paprikaschote kleinschneiden und auch darunterheben.

3 Nach Geschmack noch mit Salz und Pfeffer abschmecken, oder einen Schuß Zitrone dazugeben.

TIP

Eine festere Masse kann sehr gut als Brotaufstrich verwendet werden; man kann die Käsemischung auch mit 2–3 El über Nacht eingeweichtem geschrotetem Getreide mischen und als Frischkornbrei verzehren.

Energie:	80 kcal
Eiweiß:	9 g
Fett:	2 g
Kohlenhydrate	6 g
Cholesterin:	37 mg
Ballaststoffe:	7 g

Gerstenflocken-Müsli

- 30 g Gerstenflocken
- 1/2 Apfel
- 1/2 Banane
- Saft einer Orange

1 Die halbe Banane mit der Gabel zerdrücken und mit dem Orangensaft vermischen.

2 1/2 Apfel mit Schale grob raspeln, dazugeben und mit den Gerstenflocken vermischen.

TIP

Gerste ist ebenso wie Hafer ein sehr bekömmliches Getreide. Diese Getreidesorten sind besonders magenverträglich und deshalb auch bei Magenverstimmungen zu empfehlen.

Energie:	247 kcal
Eiweiß:	5 g
Fett:	1 g
Kohlenhydrate	52 g
Cholesterin:	0 mg
Ballaststoffe:	6 g

Möhrenmüsli mit Grapefruitmarinade

- 50 g Möhren
- 80 ml Grapefruitsaft
- 1 Tl Honig
- 1 El Vollkornhaferflocken
- 1 El Weizenkeime
- 1 kleiner Apfel

1 Die Möhren und den Apfel fein raspeln und mit dem Saft übergießen.

2 Mit dem Honig abschmecken, und die Flocken sowie die Keime unterheben.

TIP

Sehr gut kann man auch frische Weizenkeime zum Müsli nehmen. Sie sind auch für die angebotsarme Winterzeit eine gute Alternative.

Energie:	292 kcal
Eiweiß:	9 g
Fett:	5 g
Kohlenhydrate	53 g
Cholesterin:	0 mg
Ballaststoffe:	10 g

Gerstenflocken-Müsli

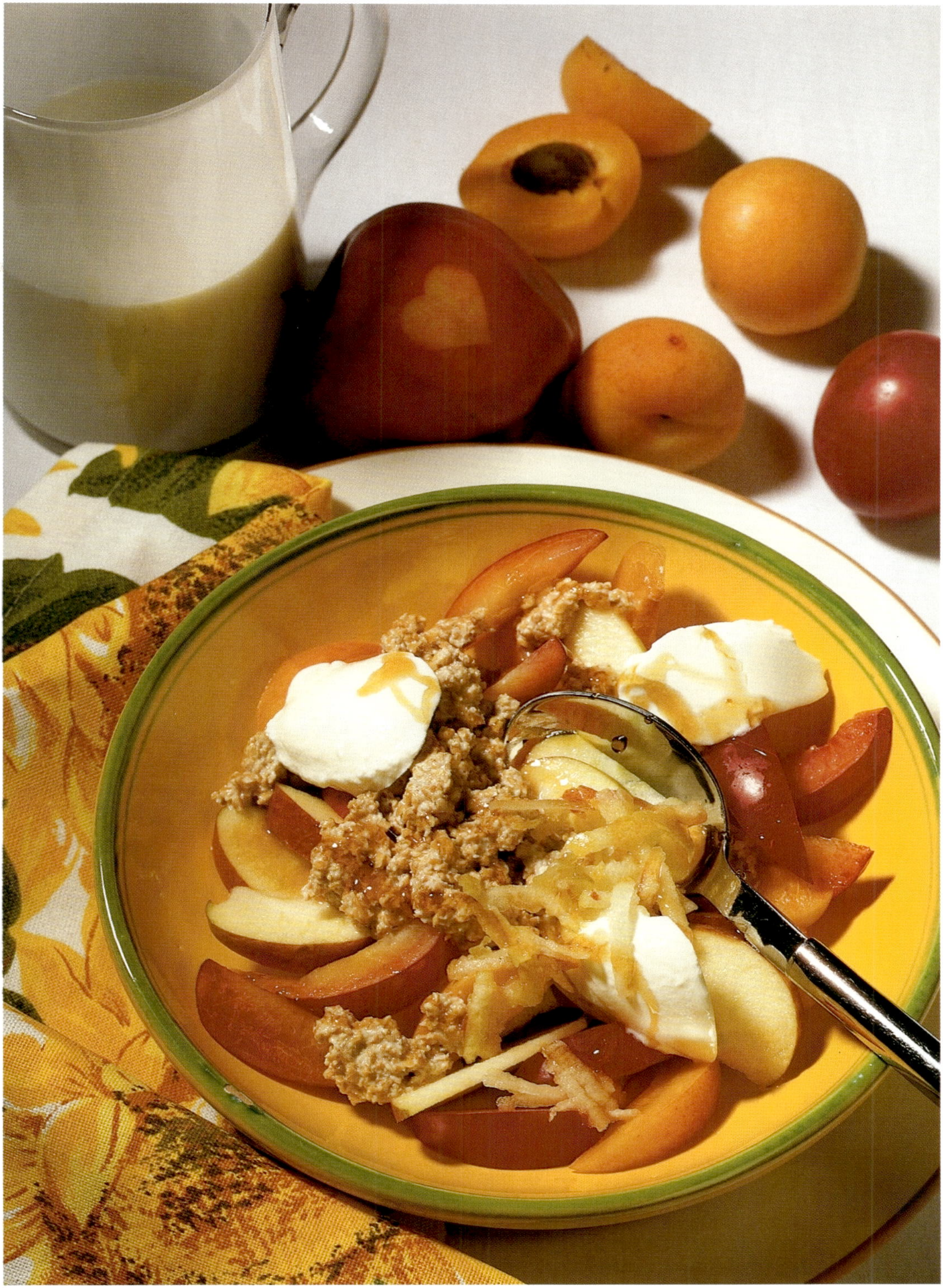

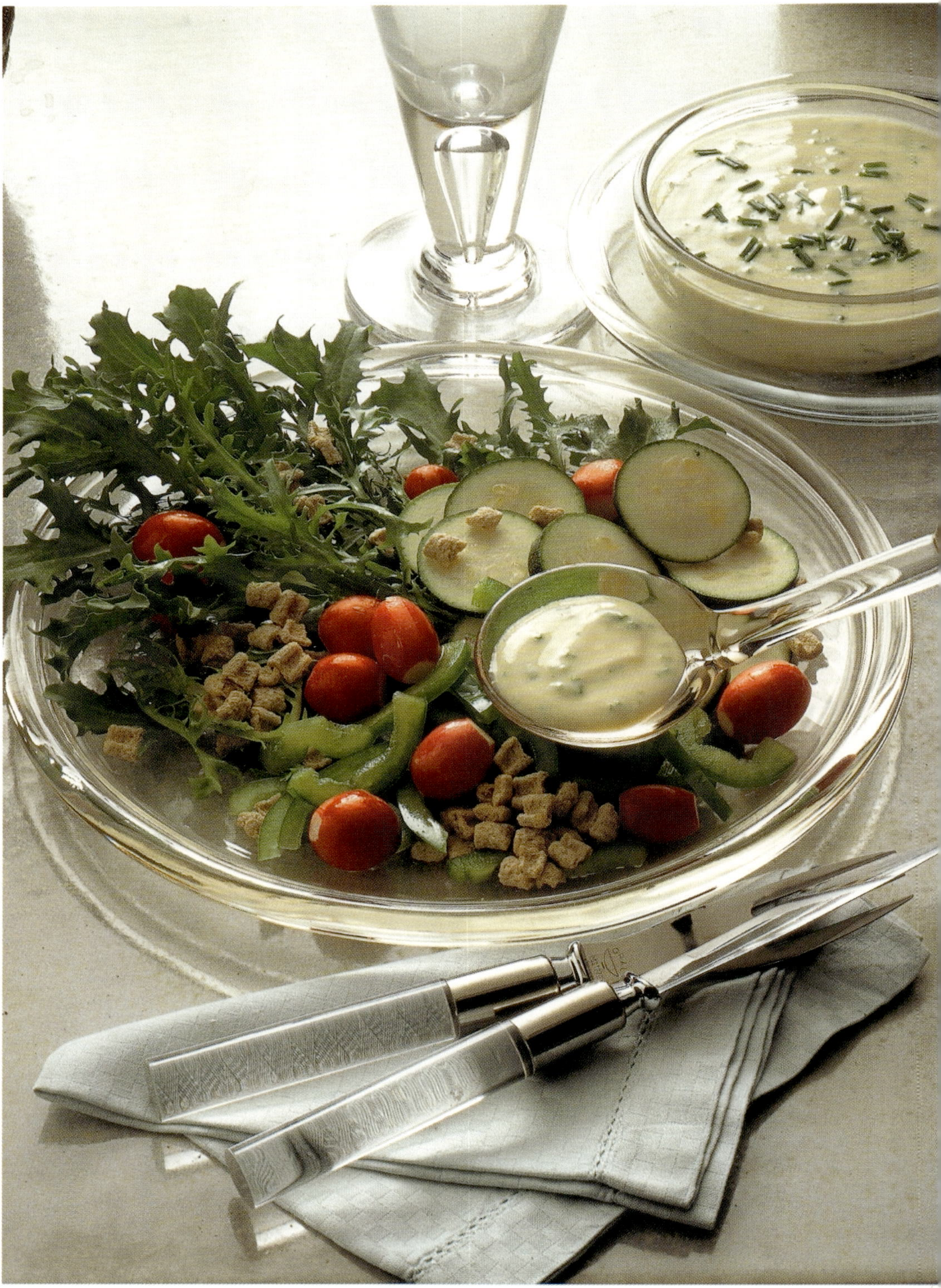

Hier hat Cholesterin Pause – Salate zum Reinbeißen

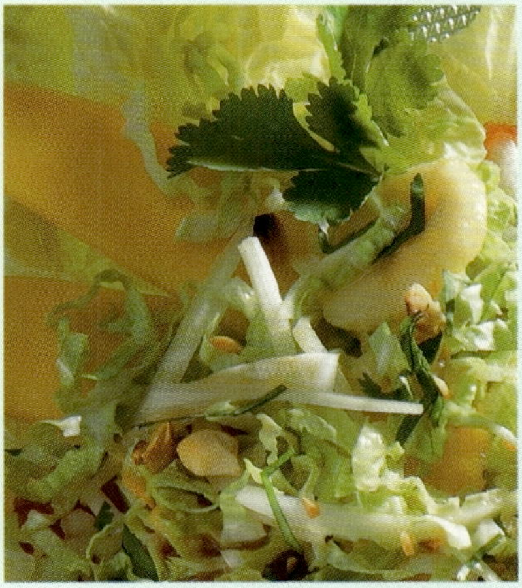

Möhren-Tofu-Salat

- 2 Stauden Chicorée
- 1 Apfel
- 6 Möhren
- 100 g Sojasprossen
- 125 g Tofu
- 4 El Pflanzenöl
- 3 El Balsamicoessig
- 1 El Honig
- 1 Tl Senf
- Salz, Pfeffer, Muskatnuß

1 Von dem Chicorée den bitteren Keil herausschneiden, die Blätter ablösen und auf Teller verteilen.

2 Apfel und Möhren klein schneiden oder raspeln. Tofu in kleine Dreiecke schneiden , die Sojasprossen abtropfen lassen.

3 Eine Marinade herstellen aus Öl, Essig, Honig und Senf – mit den Gewürzen pikant abschmecken. Mit der Rohkost und dem Tofu vermengen, auf den Salatblättern verteilen und mit Sojasprossen garnieren.

Energie:	184 kcal
Eiweiß:	3 g
Fett:	12 g
Cholesterin:	0 mg
Ballaststoffe:	4 g

Bunter Sommersalat

- 200 g Ruccola
- 1 Bund Radieschen
- 1 Zucchini
- 1 Paprikaschote
- 1 rote Zwiebel
- 1 Beet Kresse
- 1 Bund Schnittlauch
- Saft 1/2 Zitrone
- 1 Tl Honig
- 2 El Joghurt

1 Ruccola waschen und verlesen. Radieschen, Zucchini und Paprika waschen und in mundgerechte Stücke schneiden.

2 Den Joghurt mit Zitronensaft und Honig zu einer einheitlichen Soße mit dem Schneebesen verrühren. Die Kräuter hinzufügen, mit Salz abrunden und den Salat mit dem Dressing überziehen.

Energie:	212 kcal
Eiweiß:	13 g
Fett:	3 g
Cholesterin:	4 mg
Ballaststoffe:	18 g

Möhren-Tofu-Salat
Seite 54: Bunter Sommersalat

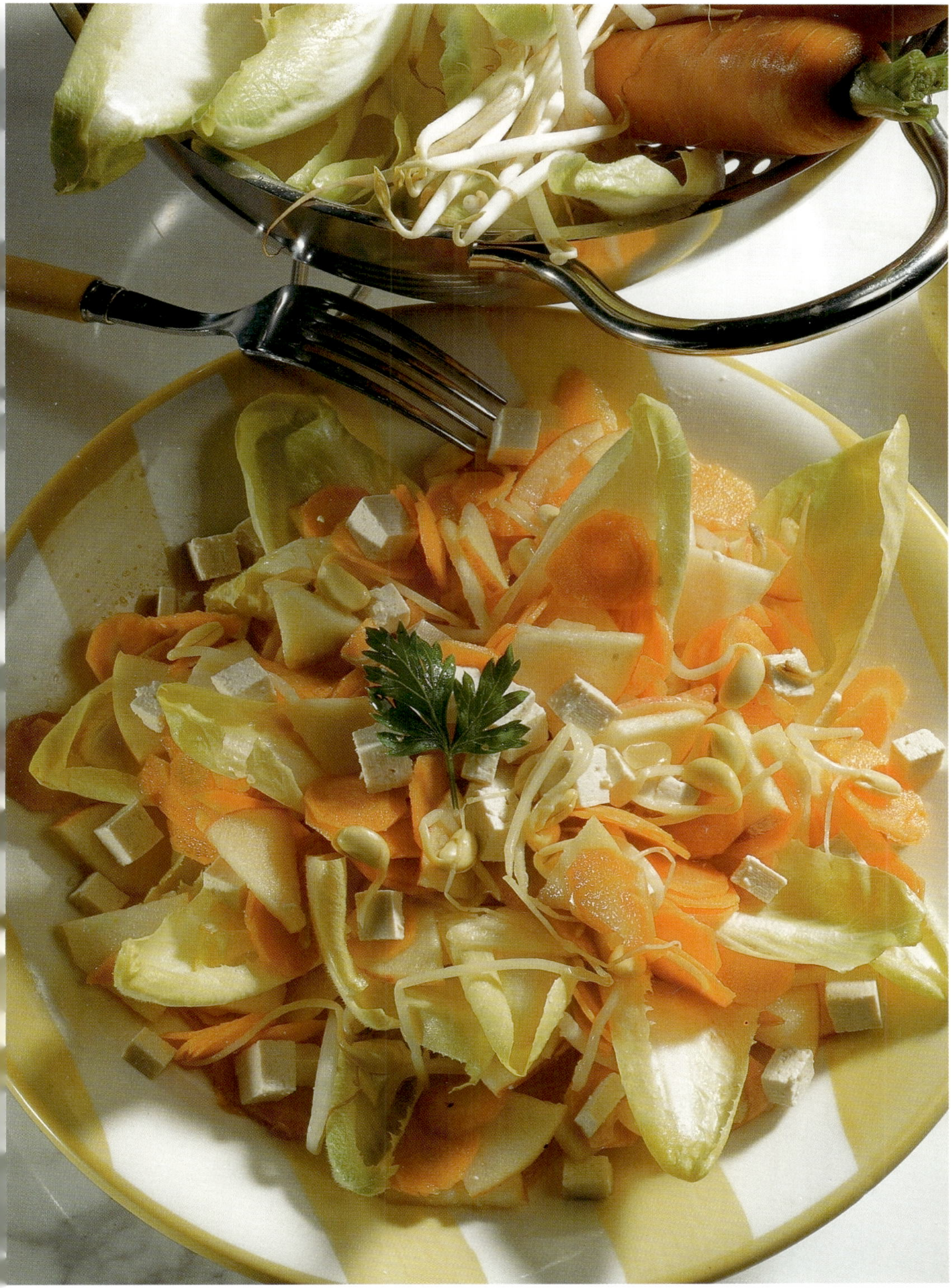

Lauwarmer Zucchini - Salat mit Basilikum

200 g Zucchini
Saft von 1/2 Zitrone
1 El Olivenöl
Salz
Pfeffer
Basilikum

1 Die Zucchini waschen und die kleinen Borsten abreiben. Von den ungeschälten Früchten kleine Scheiben abschneiden und in kochendem Salzwasser bißfest blanchieren.

2 In der Zwischenzeit aus dem Zitronensaft und dem Öl eine Vinaigrette herstellen. Von einem großen Bündel Basilikum die Blättchen abzupfen, kleinhacken und zu der Marinade geben. Die abgetropften Zucchinischeiben zufügen, mit Salz und Pfeffer abschmecken und lauwarm servieren.

Energie:	81 kcal
Eiweiß:	2 g
Fett:	5 g
Kohlenhydrate	6 g
Cholesterin:	0 mg
Ballaststoffe:	1 g

Salatmarinade für italienischen Salat

4 El Balsamicoessig
1 Tl Senf
Salz
Zucker
8 El Olivenöl

1 Aus den angegebenen Zutaten eine Marinade herstellen.

TIP

Italienische Salatsoßen enthalten weder Kräuter noch Zwiebeln. Sie leben von der Variation der Essige. Balsamicoessig, verschiedene Weißweinessige oder Rotweinessig werden kombiniert mit Nußöl, Traubenkernöl oder dem beliebten Olivenöl. Je nach Geschmack und Angebot wählt man dann die verschiedenen Salate und Gemüse.

Energie:	380 kcal
Eiweiß:	1 g
Fett:	40 g
Kohlenhydrate	5 g
Cholesterin:	0 mg
Ballaststoffe:	0 g

Sellerie-Rohkost

150 g Knollen-Sellerie
150 g Apfel oder Birne

Für die Marinade :
1/4 Becher Joghurt
1/4 Becher Sauerrahm
1 El Öl
2 El Zitronensaft
1 Tl Honig

1 Für die Marinade alle Zutaten verrühren.

2 Dann den geraspelten Knollen-Sellerie und den gehobelten Apfel oder die Birne mit der Marinade vermengen.

Energie:	155 kcal
Eiweiß:	4 g
Fett:	8 g
Kohlenhydrate	16 g
Cholesterin:	8 mg
Ballaststoffe:	6 g

Variation
Anstatt Sellerie können Sie auch geraspelte Möhren verwenden.

Rotkohl-Apfel-Rohkost

250 g Rotkraut
1 saftiger Apfel
1 EL Apfelessig
2 El Sonnenblumenöl
Honig
Salz
Pfeffer
1 Msp. Nelken
1 Msp. Piment

1 Aus Essig, Öl und den Gewürzen eine Sauce herstellen.

2 Rotkraut hobeln und mit 1 Tl Salz mischen, den grob geraspelten Apfel darunterheben.

3 Alles miteinander vermischen, falls nötig noch mit Honig nachsüßen.

Energie:	169 kcal
Eiweiß:	2 g
Fett:	6 g
Kohlenhydrate	16 g
Cholesterin:	0 mg
Ballaststoffe:	5 g

Fruchtiger Truthahn-Salat

250 g gegarte Truthahnbrust
250 g Bleichsellerie
1 Kopf Eissalat
250 g Erdbeeren
1 Banane
Saft von 1 Zitrone
1 Tl Honig
1 El Joghurt 1,5%
1 Kästchen Kresse
Salz

1 Fleisch in kleine Würfel schneiden. Sellerie, Salat und Erdbeeren waschen, zerkleinern. Alles vermischen.

2 Die Banane zerdrücken, mit Honig, Zitronensaft und Joghurt pürieren. Mit Salz abschmecken.

3 Salat-Mischung mit der Soße vermengen, mit frischer Kresse garnieren.

Energie:	145 kcal
Eiweiß:	17 g
Fett:	1 g
Cholesterin:	37,8 mg
Ballaststoffe:	4 g

Tomatensalat

200 g Tomaten
50 g Gemüsezwiebel
1 El Rotweinessig
1 El Olivenöl
Salz
Zucker
Pfeffer
Thymian oder Zitronenthymian

1 Die Tomaten waschen, halbieren und in Achtel schneiden. Die Zwiebel schälen, halbieren und in dünne Ringe schneiden.

2 Aus dem Olivenöl, dem Rotweinessig, Zucker, Salz und Pfeffer eine einheitliche Marinade herstellen und über den Tomatensalat geben. Mit Thymian bestreut servieren.

Energie:	180 kcal
Eiweiß:	3 g
Fett:	11 g
Kohlenhydrate	18 g
Cholesterin:	0 mg
Ballaststoffe:	3 g

Frühlingszwiebelsalat mit Blutorangenfilets auf Brunnenkresse

- 400 g Frühlingszwiebeln
- 100 g Brunnenkresse
- 2 Blutorangen
- 2 El Rotweinessig
- 4 El Olivenöl
- Salz, Pfeffer
- 2 El Zitronenmelisse
- 2 El Petersilie
- 1 El Kerbel

1 Die Frühlingszwiebeln waschen und in Stücke schneiden. Die Blutorangen filetieren. Die Brunnenkresse waschen und in einer Salatschleuder trockenschleudern. Alles auf einer Salatplatte anrichten.

2 Rotweinessig mit Salz verrühren und unter starkem Rühren das Olivenöl hinzugeben. Mit Pfeffer abrunden und die gehackten Kräuter untermischen. Die Marinade erst kurz vor dem Essen über den Salat geben.

Energie:	148 kcal
Eiweiß:	2 g
Fett:	11 g
Cholesterin:	0 mg
Ballaststoffe:	4 g

Champignonsalat

- 200 g Tomaten
- 50 g Gemüsezwiebel
- 1 El Rotweinessig
- 1 El Olivenöl
- Salz
- Zucker
- Pfeffer
- Thymian oder Zitronenthymian

1 Die Champignons mit einem feuchten Tuch abreiben – nicht ins Wasser legen. Die Pilze in Scheiben schneiden und sofort mit Zironensaft beträufeln. Die Kräuter waschen und kleinschneiden und mit den Pilzen mischen.

2 Essig und Öl vermischen, mit Pfeffer, Salz und Zucker abschmecken und mit den Kräutern verfeinern. Die Marinade unterheben und sofort servieren, damit die Champignons sich nicht verfärben.

Energie:	111 kcal
Eiweiß:	3 g
Fett:	10 g
Cholesterin:	0 mg
Ballaststoffe:	8 g

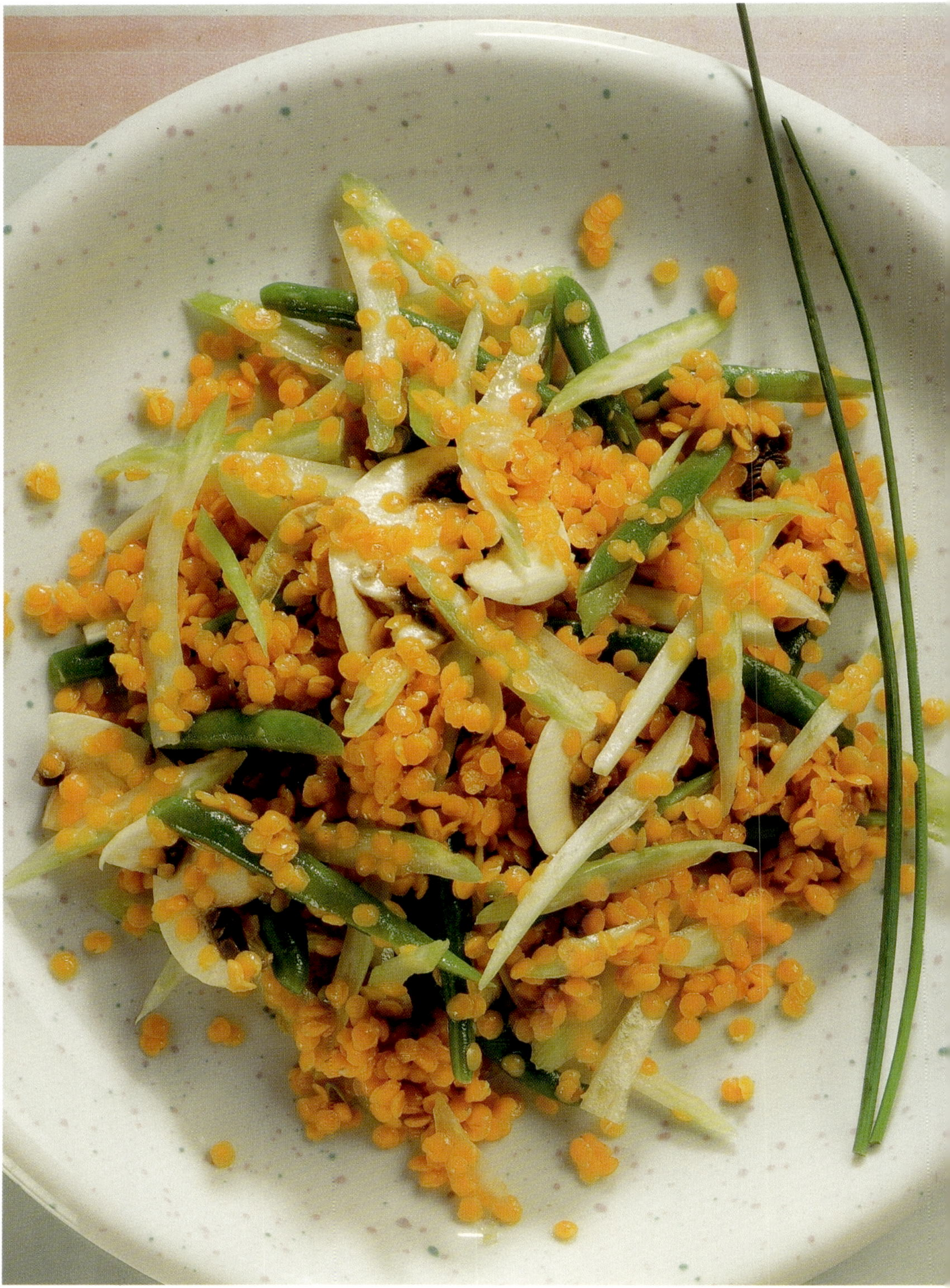

Griechischer Salat

- 4–6 reife Tomaten
- 1 Gurke
- 1 große Zwiebel
- 2 Knoblauchzehen
- 8 El Olivenöl
- 3 El Zitronenessig
- 250 g Schafskäse
- 30 g Oliven
- 1 Tl Oregano, Salz, Pfeffer

1 Tomaten achteln, Gurke in Scheiben und Zwiebel in Ringe schneiden, Knoblauch mit Salz zerdrücken.

2 Sauce aus Essig, Öl und den Gewürzen bereiten, mit dem Gemüse mischen. Mit Schafskäse-Stückchen und Oliven vermischen. Mit Baguette servieren.

Energie:	418 kcal
Eiweiß:	16 g
Fett:	35 g
Cholesterin:	28 mg
Ballaststoffe:	3 g

Variation

Statt des würzigen Schafskäses kann man auch milden Kuhmilch-Feta verwenden.

Linsensalat

Linsensalat

- 150 g rote Linsen
- 1/2 l Gemüsebrühe
- 250 g grüne Bohnen
- 1 kl. Bleichsellerie
- 250 g Champignons
- 3 El Rotweinessig
- 1 Tl körniger Senf
- 1 Tl Honig
- 4 El Sesamöl
- 1 Bund Schnittlauch
- Salz, Pfeffer

1 Die Linsen in der Gemüsebrühe ca. 15 Min. gar kochen.

2 Die Bohnen putzen und in kleine Stücke schneiden, ca. 5 Min. blanchieren. Den Sellerie und die Champignons putzen und ebenfalls kleinschneiden.

3 Aus Honig, Öl, Essig und Senf eine Marinade bereiten, mit Pfeffer und Salz würzen. Die Sauce mit den Gemüsen vermischen und mit Schnittlauch garniert servieren.

Energie:	266 kcal
Eiweiß:	13 g
Fett:	12 g
Cholesterin:	0 mg
Ballaststoffe:	10 g

Mango-Salat mit Radicchio

3 Köpfe Radicchio
1 Kopf Endiviensalat
1 reife Mango
4 El Kürbiskerne
6 El Sonnenblumenöl
1–2 El Honig
Saft von 1 Zitrone
Salz

1 Radicchio und Endivie waschen und in schmale Streifen schneiden. Die Kürbiskerne ohne Zugabe von Öl in der Pfanne kurz anrösten. Die Mango schälen, den Kern entfernen und das Fruchtfleisch würfeln.

2 Zitronensaft, Öl, Honig und Salz zu einer Sauce verrühren, mit dem Salat mischen. Mit den gerösteten Kürbiskernen und einigen Mangospalten garniert servieren.

Energie:	292 kcal
Eiweiß:	5 g
Fett:	23 g
Cholesterin:	0 mg
Ballaststoffe:	4 g

Friséesalat mit Lachs und Fenchel

1 Kopf Friséesalat
1/2 Fenchelknolle
75 g geräucherter Lachs
150 g Joghurt 1,5 %
Zitronensaft
Currypulver
Salz
Pfeffer
Dill

1 Den Salat waschen und zerteilen, auf Teller verteilen.

2 Joghurt mit Salz, Curry, Pfeffer und Zitronensaft verrühren. Den Fenchel in feine Streifen schneiden und unter die Sauce mischen. Auf den Salat geben. Mit den Lachsscheiben belegen und mit frischem Dill garnieren.

Energie:	175 kcal
Eiweiß:	12,5 g
Fett:	6,6 g
Kohlenhydrate	12,5 g
Cholesterin:	15 mg
Ballaststoffe:	4,7 g

Mango-Salat mit Radicchio

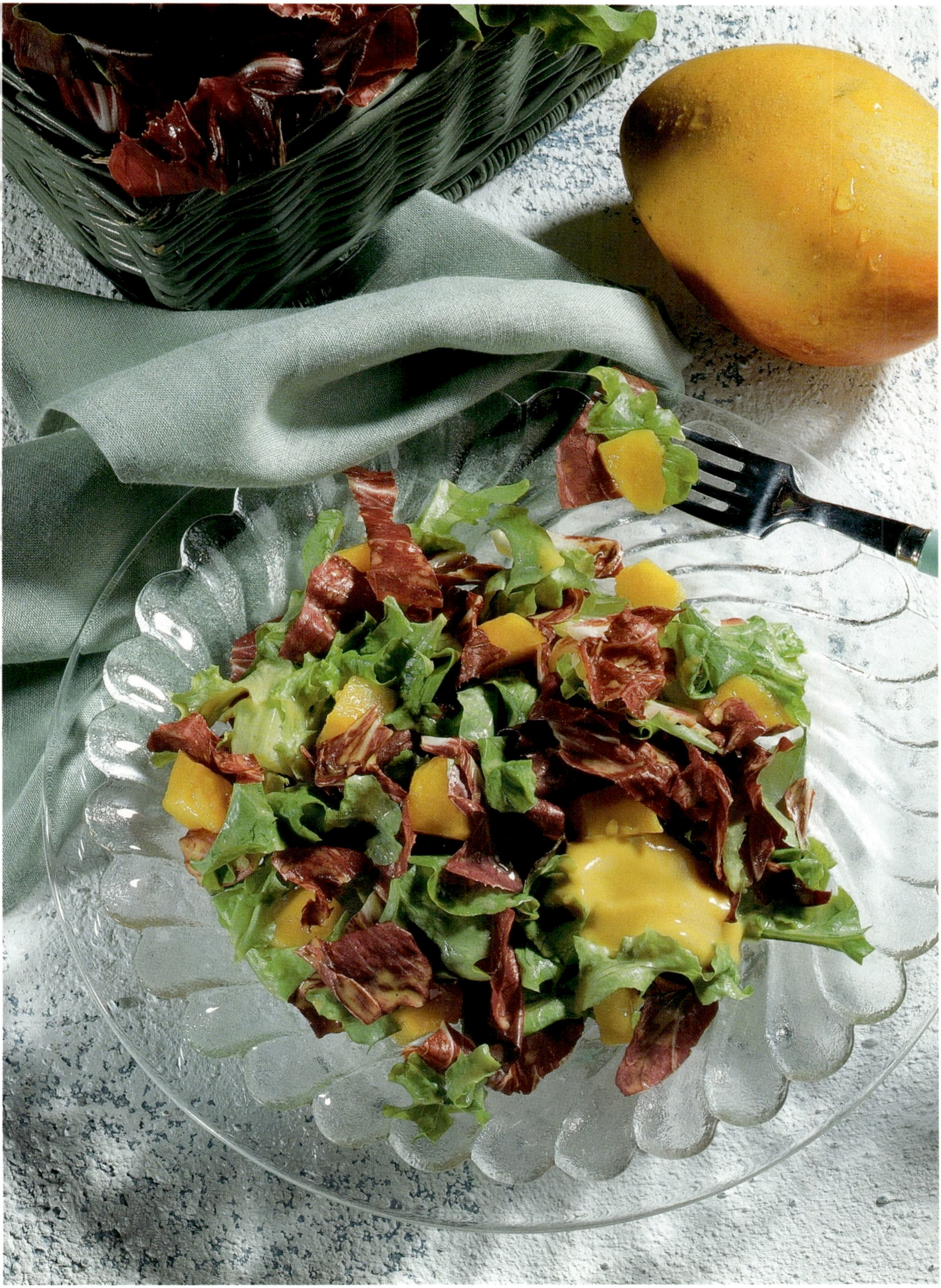

Chinakohlsalat asiatisch

- 1 Chinakohl
- 2 Stangen Staudensellerie
- 1/2 Fenchelknolle
- 1 Pfirsich
- 1 Banane
- 1 Grapefruit
- 6 El Sonnenblumenöl
- Saft von 1 Orange und 1 Zitrone
- Pfeffer, Salz
- 1 El Honig

1 Vom Chinakohl den harten Keil entfernen, und den Kohl wie auch das andere Gemüse in feine Streifen schneiden. Das Obst schälen und in kleine Stücke schneiden. Alles in einer Schüssel locker vermischen.

2 Für das Dressing Öl, Orangen- und Zitronensaft mit Honig verrühren, mit etwas Salz und Pfeffer abschmecken. Über dem Salat verteilen und gut durchrühren. Mit Zitronenmelisse garnieren.

Energie:	287 kcal
Eiweiß:	6 g
Fett:	16 g
Cholesterin:	0 mg
Ballaststoffe:	10 g

Paprikasalat

- 3 bunte Paprikaschoten
- 1 Gemüsezwiebel
- 1 Tl Senf
- Salz, 1/2 Tl Zucker
- schwarzer Pfeffer
- 2 El Balsamicoessig
- 4 El Olivenöl

1 Die Paprikaschoten waschen, aufschneiden und von den Kernen befreien.

2 Das Gemüse in feine Streifen, die Zwiebel in halbe Ringe schneiden.

3 Aus Essig, Salz, Zucker und Senf eine glatte Soße rühren. Tropfenweise das Öl hinzugeben und mit dem Schneebesen aufschlagen. Den Paprika damit überziehen. Mit Thymian bestreut servieren.

Energie:	237 kcal
Eiweiß:	3 g
Fett:	21 g
Kohlenhydrate	9 g
Cholesterin:	0 mg
Ballaststoffe:	8 g

Chinakohlsalat asiatisch

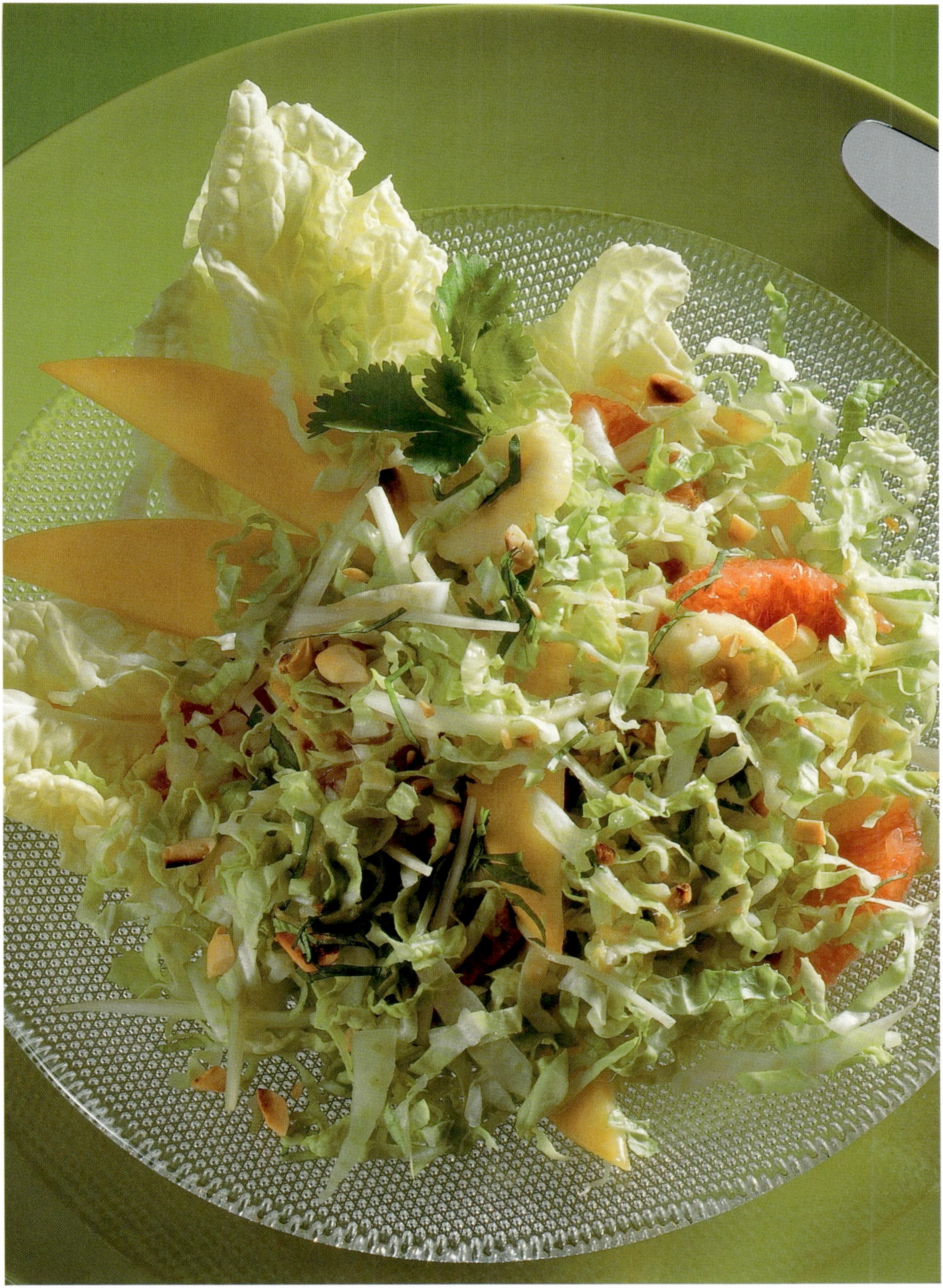

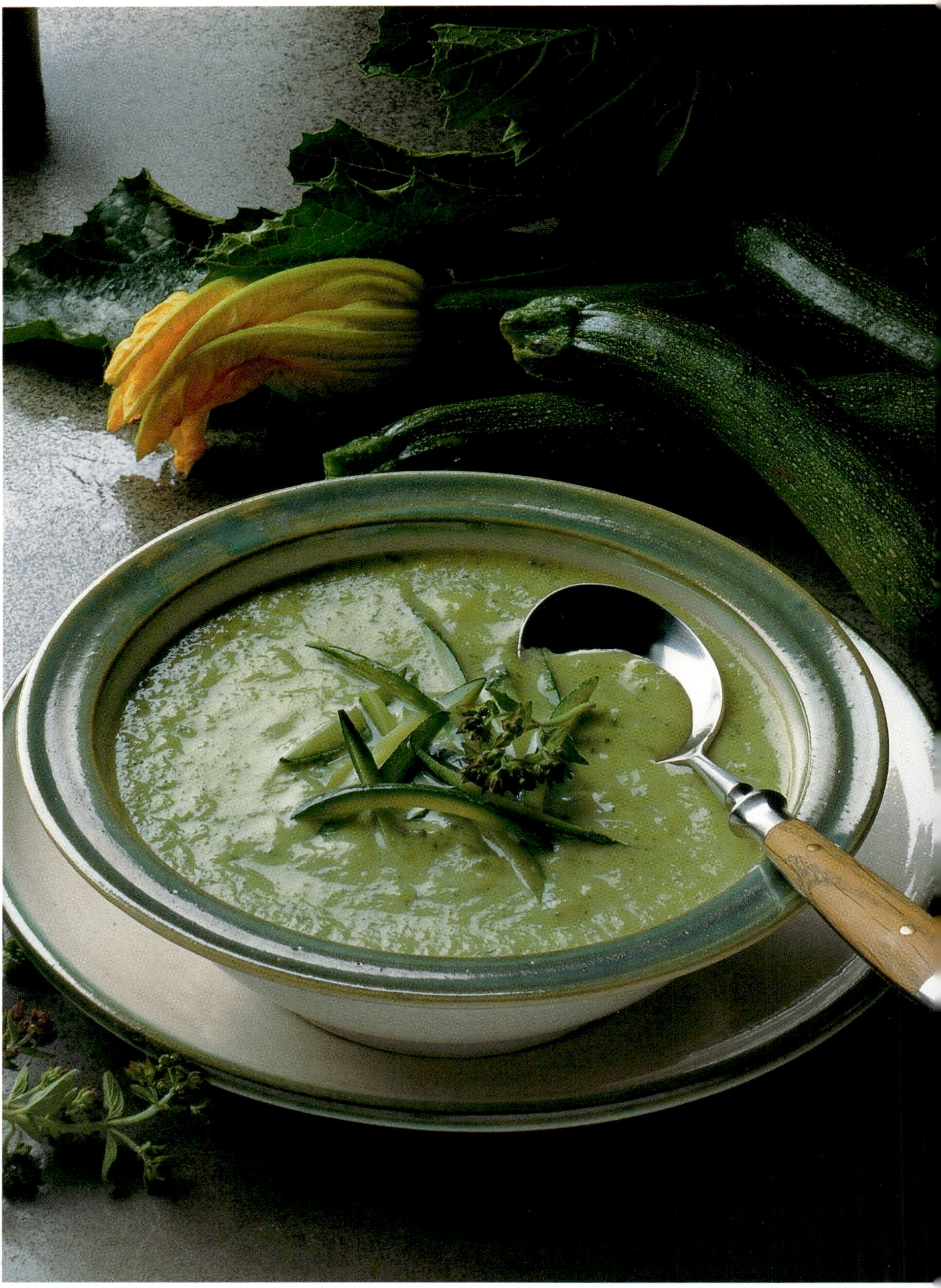

Nichts für Suppenkasper – Ideen aus dem Gemüsegarten

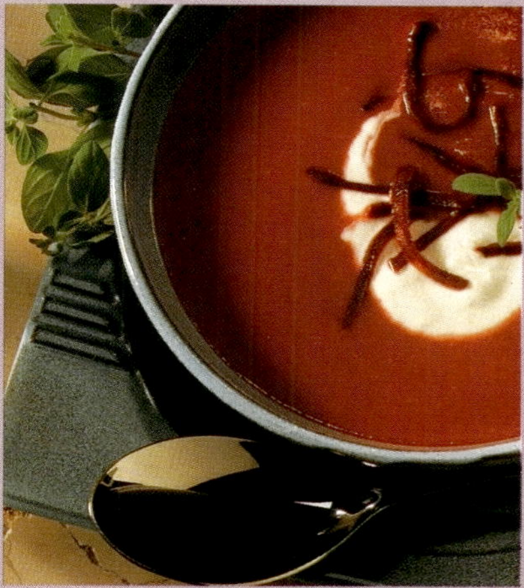

Paprikasuppe mit gerösteten Kräutercrostinis

- 4 rote Paprikaschoten
- 250 g Kartoffeln
- 2 Zwiebeln
- 3 El Pflanzenöl
- 3 El Tomatenmark
- 1 El Paprikapulver edelsüß
- Salz, Pfeffer, Chilipfeffer
- 3/4 l Gemüsebrühe

1 Zwiebeln und Kartoffeln schälen, von den Paprika Stiel und Kerne entfernen und alles in kleine Würfel schneiden. Das Öl in einer Pfanne erhitzen und das Gemüse darin andünsten. Mit der Gemüsebrühe ablöschen, Tomatenmark und Gewürze hinzufügen.

2 Aufkochen und bei schwacher Hitze ca. 25 Min. gar kochen. Die Suppe mit dem Mixstab pürieren. Kräutercrostinis zur Suppe reichen. Das Rezept dazu finden Sie auf Seite 100.

Energie:	250 kcal
Eiweiß:	8 g
Fett:	16 g
Cholesterin:	21 mg
Ballaststoffe:	9 g

Zucchini-Knoblauch-Suppe

- 800 g Zucchini
- 4 Zwiebeln, 3 Knoblauchzehen
- 2 El Diätmargarine
- 600 ml Gemüsebrühe
- 8 El Haferkleieflocken
- 150 ml Milch
- 1/8 l Weißwein
- Salz, Pfeffer, Oregano

1 Zucchini in feine Streifen schneiden. Zwiebel fein würfeln, Knoblauchzehen zerdrücken.

2 Margarine erhitzen und Zwiebeln und Knoblauch darin andünsten, die Zucchini dazugeben. Mit der Gemüsebrühe ablöschen.

3 Die Suppe kurz aufkochen und mit den Flocken abbinden. Im Mixer pürieren, Milch und Weißwein dazugießen. Mit den Gewürzen pikant abschmecken.

Energie:	221 kcal
Eiweiß:	9 g
Fett:	4 g
Cholesterin:	2,3 mg
Ballaststoffe:	5 g

Seite 68: Zucchini-Knoblauch-Suppe

Fenchelsuppe mit Kürbis

- 60 g Fenchel
- 240 g Kürbisfleisch
- 1 Tl Diätmargarine
- 2 El Weißwein
- 1/2 l Gemüsebrühe
- 2 T l saure Sahne
- Kräutersalz, Pfeffer, Thymian

1 Das Grün vom Fenchel entfernen, nicht wegwerfen. Den Fenchel in dünne Streifen, den Kürbis in Würfel schneiden.

2 Den Fenchel in der Margarine und dem Weißwein andünsten, aus dem Topf nehmen und warm stellen. Den gewürfelten Kürbis andünsten, mit Gemüsebrühe auffüllen und in ca. 15 Min. weich kochen.

3 Die Suppe im Mixer pürieren, die saure Sahne dazugeben und mit Pfeffer und Salz würzen. Die Suppe mit dem Fenchelgrün und dem Thymian garnieren.

Energie:	58 kcal
Eiweiß:	2 g
Fett:	3 g
Cholesterin:	2,5 mg
Ballaststoffe:	2 g

Gemüsebrühe

- 2 Zwiebeln
- 1 Stange Lauch
- 1 Petersilienwurzel
- 3 Karotten
- 1/2 Knollensellerie
- 1 Knoblauchzehe
- 1,5 Liter Wasser
- Petersilie, Schnittlauch
- 1 El Pflanzenöl
- Salz, Pfeffer
- Hefeflocken

1 Das Gemüse waschen, säubern und alles in kleine Stücke schneiden. Das Öl in einem Topf erhitzen, Zwiebeln und Knoblauch andünsten. Nach und nach das zerkleinerte Gemüse dazugeben und 5 Min. dünsten.

2 Mit dem Wasser aufgießen und ca. 1/2 Stunde köcheln. Petersilie, Salz und Pfeffer hinzufügen.

3 Die Brühe entweder pürieren oder durch ein Sieb abgießen und mit den Hefeflocken abbinden.

Energie:	50 kcal
Eiweiß:	1 g
Fett:	3,4 g
Cholesterin:	0 mg
Ballaststoffe:	4,2 g

Rote-Bete-Cremesuppe

600 g Rote Bete
50 g Diätmargarine
2 Zwiebeln
800 ml Gemüsebrühe
6 Tl geriebener Meerrettich
1 Becher Joghurt 1,5%
3 – 4 El Hefeflocken oder
6 El Haferkleie zum Abbinden
Salz, Pfeffer, 1 Pr. Zucker
frisches Basilikum

1 Rote Bete waschen, schälen und in Würfel schneiden.

2 Klein geschnittene Zwiebeln in Margarine andünsten. Rote Bete, Gemüsebrühe und 5 Tl Meerrettich hinzugießen. Im geschlossenen Topf ca. 20 Min. garen.

3 Die Suppe pürieren und mit Hefeflocken binden. Joghurt unterheben, mit Salz, Zucker und Pfeffer abschmecken. Die Suppe mit etwas Meerrettich und Basilikum anrichten.

Energie:	220 kcal
Eiweiß:	6 g
Fett:	12,8 g
Kohlenhydrate	22 g
Cholesterin:	0 mg
Ballaststoffe:	4,9 g

Helle Grundsoße

30 g Diätmargarine
20 g Vollkornmehl
1/4 l Flüssigkeit (Wasser, Milch oder Gemüsebrühe)
Salz, Pfeffer, Zitronensaft
Senf, Meerrettich
Tomatenmark
1 Stück fettarmer Käse

1 Die Margarine schmelzen und das Mehl darin anschwitzen. Mit der Flüssigkeit ablöschen und kurz aufkochen lassen.

2 Mit den verschiedenen Geschmackszutaten läßt sich die helle Grundsoße verwandeln in eine Senfsoße, eine Meerrettichsoße, eine Tomaten- oder eine Käsesoße. Zitronensaft trägt zur Geschmacksabrundung bei.

Energie:	370 kcal
Eiweiß:	9 g
Fett:	6 g
Kohlenhydrate	22 g
Cholesterin:	12 mg
Ballaststoffe:	3 g

Rote-Bete-Cremesuppe

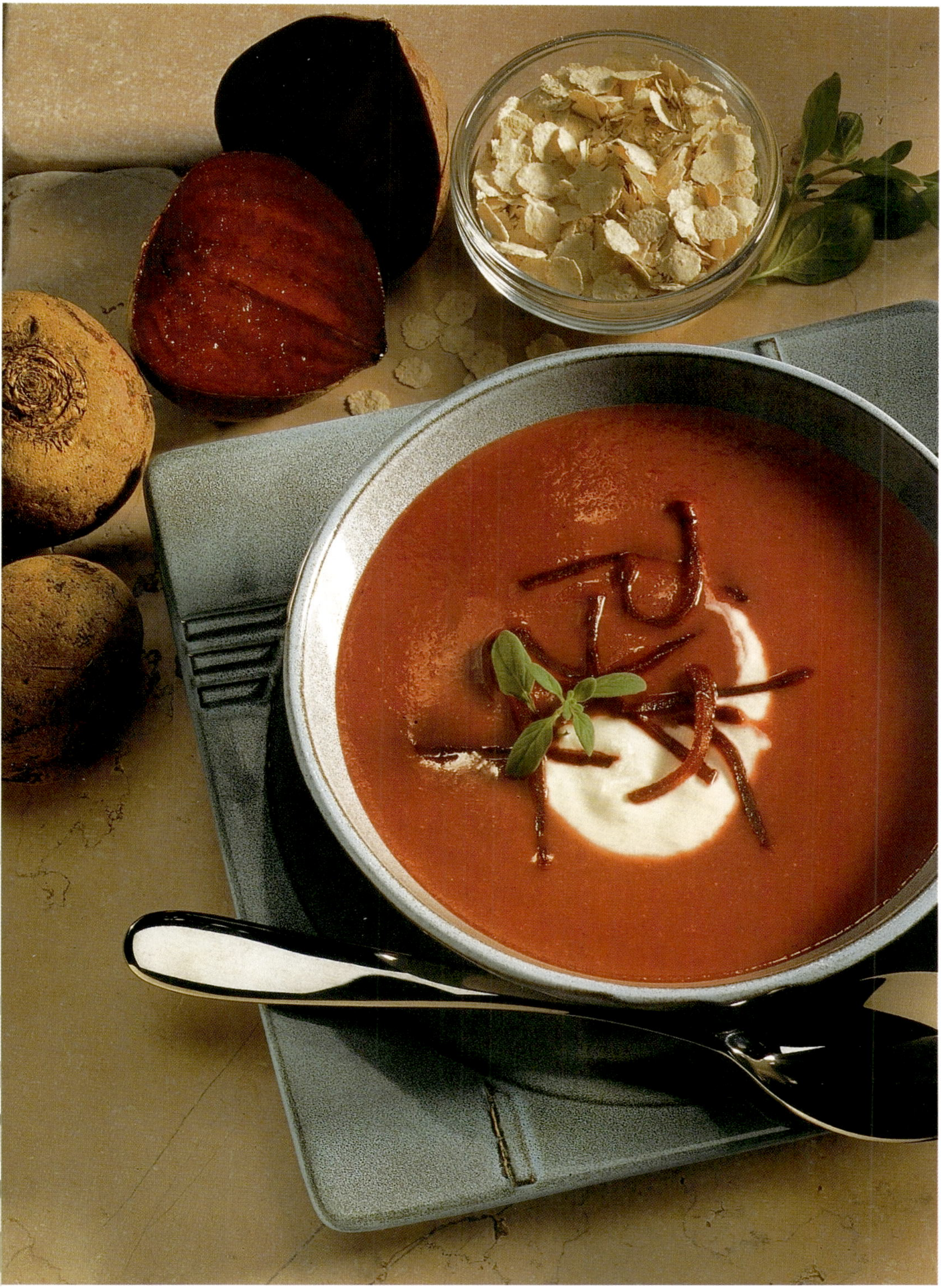

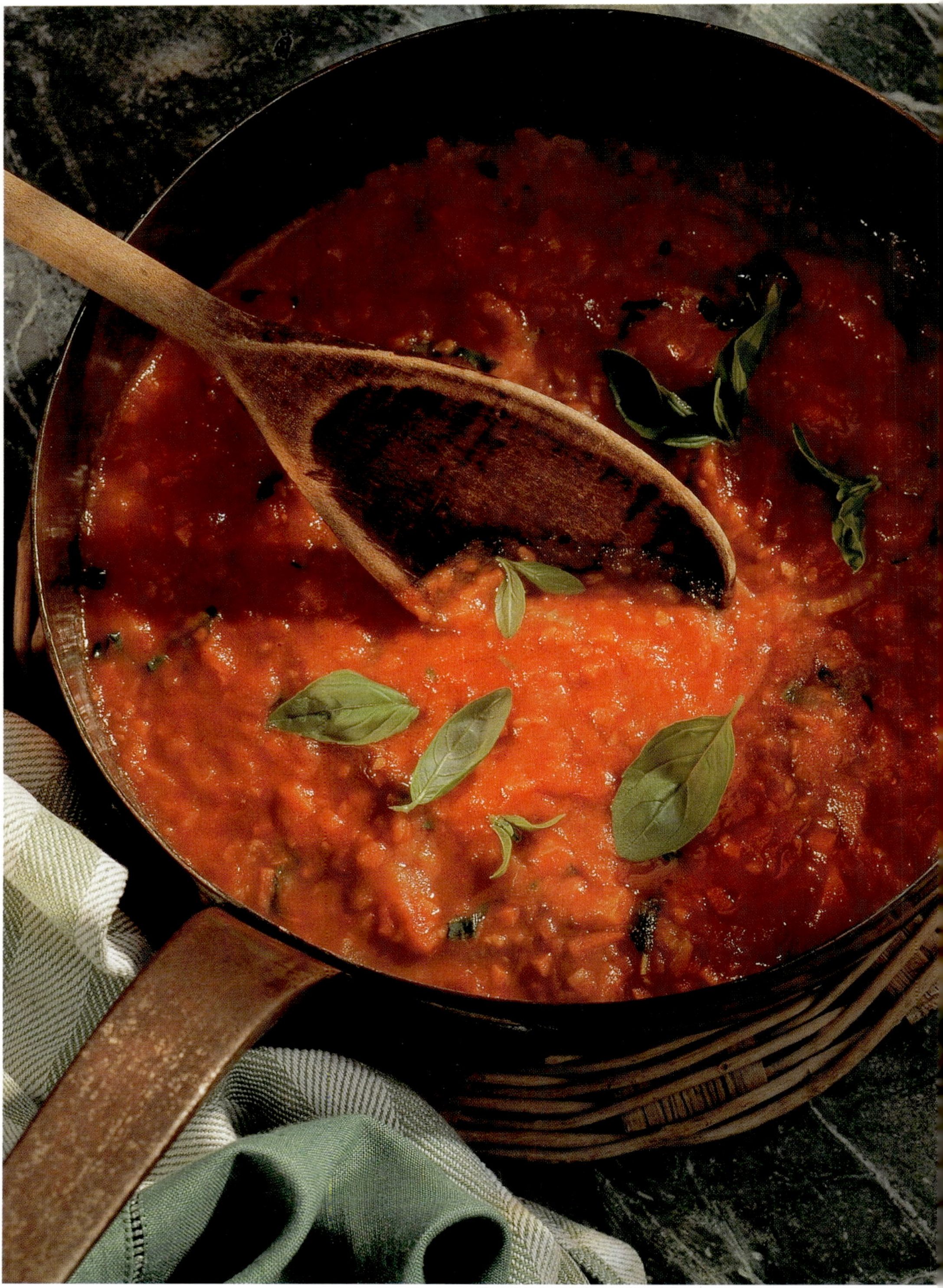

Grundrezept für Tomatensauce

200 g reife Tomaten
1 Bund Basilikum
2 – 3 Zwiebeln
4 Knoblauchzehen
8 El Olivenöl, Salz, Pfeffer

1 Die Tomaten mit kochendem Wasser überbrühen, häuten und in kleine Stücke schneiden.

2 Die Zwiebeln und den Knoblauch klein hacken und in Olivenöl anbraten. Die Tomaten dazugeben, etwas salzen und ca. 10 Min. kochen. Vor dem Servieren pfeffern und das frische Basilikum darübergeben.

TIP

Die Sauce läßt sich mit verschiedenen Gemüsen, Milch oder frischen Kräutern beliebig variieren – lassen Sie Ihrer Phantasie freien Lauf!

Energie:	199 kcal
Eiweiß:	1 g
Fett:	19 g
Cholesterin:	0 mg
Ballaststoffe:	2 g

Tomatensauce

Minestrone Gemüsesuppe

1 Bund Frühlingszwiebeln
1 Tasse Weißwein
3 bunte Paprikaschoten
1 Zucchini
3 – 4 Stangen Bleichsellerie
1 Aubergine
1 Hähnchenbrust
2 Knoblauchzehen
1 Karotte
Lorbeer, Thymian, Rosmarin
Pfeffer
10 g Parmesan
Petersilie

1 Olivenöl erhitzen und die in Würfel geschnittenen Hähnchenbrust Farbe nehmen lassen. Knoblauch dazugeben.

2 Das in feine Streifen geschnittene Gemüse kurz andünsten, mit dem Wein und der Brühe ablöschen. Gewürze hinzufügen und mit frischgehackter Petersilie und mit Parmesan bestreut servieren.

Energie:	225 kcal
Eiweiß:	31 g
Fett:	3 g
Kohlenhydrate	16 g
Cholesterin:	61 mg
Ballaststoffe:	11 g

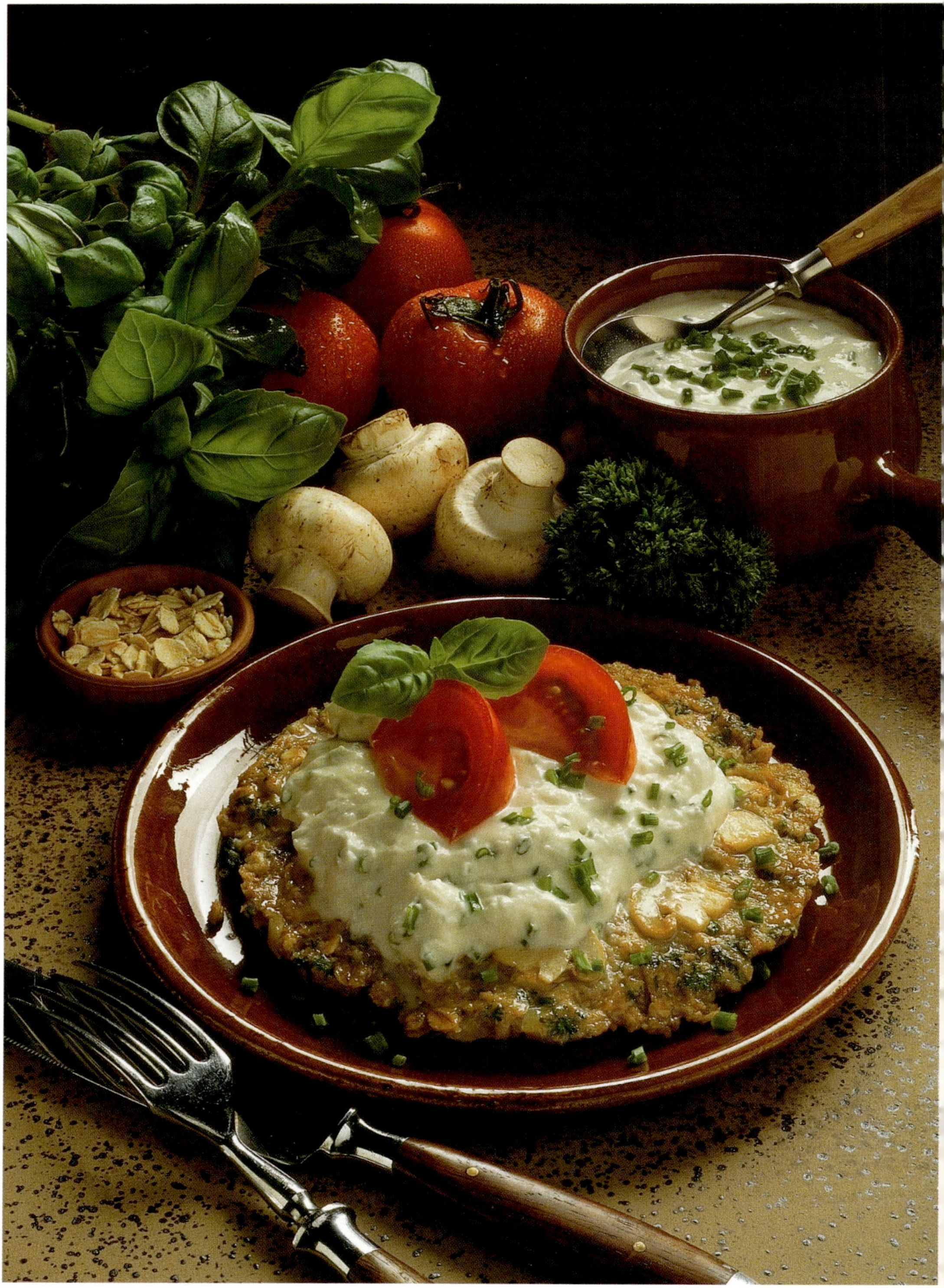

Es geht auch ohne Fleisch – Leckere Gemüse-Gerichte für jeden Geschmack

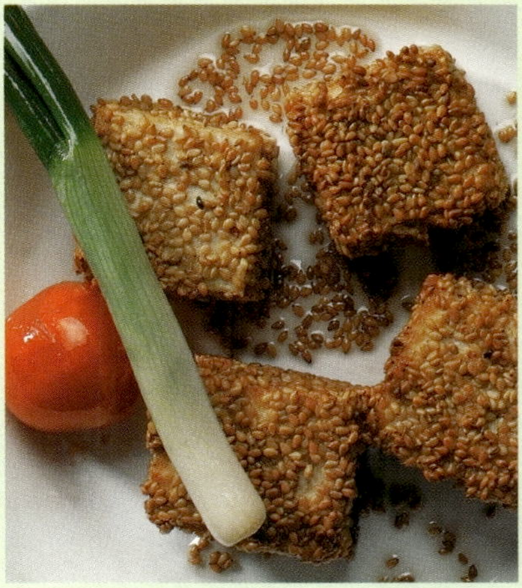

Champignonpuffer mit Kräuterquark

800 g Champignons	
2 EL Zitronensaft	
1 Zwiebel	
1 Knoblauchzehe	
8 EL Ei-Ersatz	
150 g Haferflocken	
75 g Weizenvollkornmehl	
Salz, Pfeffer, Kerbel	
50 g Margarine	
1 Bund Schnittlauch	
1 Bund Petersilie	
250 g Magerquark	
150 g Joghurt 1,5 %	
2 Tomaten	
frisches Basilikum	

1 Die Champignons waschen, putzen und klein raspeln, 10 Stück in Scheiben schneiden, mit Zitronensaft beträufeln.

2 Zwiebeln und Knoblauch fein wüfeln, in Margarine leicht andünsten.

3 Die Champignons mit dem Eiersatz, Haferflocken und Mehl verrühren.

4 Die Masse mit Salz, Pfeffer und Kerbel abschmecken. Den Teig 10 Minuten quellen lassen.

5 Margarine in einer Pfanne erhitzen und nacheinander 8 – 10 kleine Puffer von beiden Seiten goldbraun anbraten.

6 Für den Kräuterquark Schnittlauch und Petersilie waschen, kleinschneiden, mit Quark und Joghurt verrühren.

7 Mit Pfeffer und Knoblauch kräftig abschmecken.

8 Kräuterquark und Champignonpuffer auf Tellern anrichten und mit Tomatenscheiben und frischem Basilikum garnieren.

TIP

Ei-Ersatz bekommt man im Reformhaus oder in der Apotheke. Basilikum sollte immer frisch verwendet werden und nicht mitgekocht werden, da sonst die ätherischen Inhaltsstoffe zerstört werden.

Energie:	408 kcal
Eiweiß:	21 g
Fett:	18 g
Cholesterin:	0 mg
Ballaststoffe:	11 g

Seite 76: Champignonspuffer

Grundrezept für Pizzateig

200 g Weizenvollkornmehl oder Dinkelmehl
20 g Hefe
25 g Wasser
1 Pr. Salz

1 Die Hefe zerbröckeln und mit lauwarmem Wasser, Mehl und Salz kräftig verkneten. Den Teig ca. 20 Min. ruhen lassen.

2 Danach ein Backblech einölen. Mit etwas Öl an den Händen den Teig aus der Schüssel nehmen und auf dem Backblech flachdrücken.

3 Die Füllung auf dem Teig verteilen und bei 200°C im vorgeheizten Ofen ca. 20 Min. backen.

Energie:	302 kcal
Eiweiß:	21 g
Fett:	2 g
Kohlenhydrate	60 g
Cholesterin:	0 mg
Ballaststoffe:	13 g

Gemüsepizza

1 rote und 1grüne Paprikaschote
1 Möhre
4 Tomaten
1 Zwiebel
Oregano, Thymian
Pfeffer, Salz
Olivenöl
1 El Rotweinessig

1 Die Paprika waschen, die Kerne entfernen und in kleine Würfel schneiden. Die Möhre grob raspeln, die Zwiebel in 1/2 Ringe schneiden und die Tomaten fein würfeln. Das Gemüse in Olivenöl anschwitzen, mit 1 El Rotweinessig ablöschen, mit Salz und Pfeffer abschmecken und nach Belieben Kräuter dazugeben.

2 Den Teig nach dem Grundrezept zubereiten und die Masse darauf verteilen. Bei 200° C 20 Min. backen.

Energie:	444 kcal
Eiweiß:	26 g
Fett:	8 g
Kohlenhydrate	75 g
Cholesterin:	0 mg
Ballaststoffe:	24 g

Überbackene Zwiebeln mit Möhrenfüllung

8 kleine oder 4 große Gemüsezwiebeln
1/2 l Gemüsebrühe
1 Schuß Essig
Hefeflocken
2 Möhren
100 g Tofu
1 Ei
2 El Semmelbrösel
2 El angeröstete Sonnenblumenkerne
Salz
Koriander
1 El geriebener Käse
1/4 l Gemüsebrühe

1 Die Zwiebeln schälen und in der Gemüsebrühe mit Essig und Hefeflocken garen. Die Deckel der Zwiebeln abschneiden, die Zwiebeln aushöhlen und das Innere kleinhacken.

2 Die Möhren grob raspeln, den Tofu zerbröseln. Beides mit Ei, Sonnenblumenkernen, Semmelbröseln, Salz, Koriander und dem Zwiebelinneren vermengen.

3 Die Masse in die Zwiebeln einfüllen, mit geriebenem Käse bestreuen und nebeneinander in eine gefettete Auflaufform geben. Die Zwiebel-Deckel dazulegen. Gemüsebrühe dazugießen und im Backofen bei 200 °C ca. 30 Min.

Kennen Sie Steckrüben?

Eines der ältesten Wurzelgemüse Europas wird – gefüllt mit pikant gewürzter Bratwurstfülle und auf Kartoffelbett serviert – zur heimlichen Delikatesse.

Energie:	176 kcal
Eiweiß:	12 g
Fett:	10 g
Cholesterin:	151 mg
Ballaststoffe:	4 g

Variation

Viele Gemüsesorten eignen sich zum Füllen. Tomaten oder Paprikaschoten kann man mit einer Mischung aus Reis, Zwiebeln und Gewürzen füllen. Aber auch Zucchini und Auberginen – der Länge nach halbiert – geben eine leckere Mahlzeit, wenn man sie mit dem ausgehölten Inneren und ebenfalls Reis oder Hackfleisch füllt. In Griechenland gibt man gerne geröstete Pinienkerne oder Korinthen zu der Füllung.

Überbackene Zwiebeln mit Möhrenfüllung

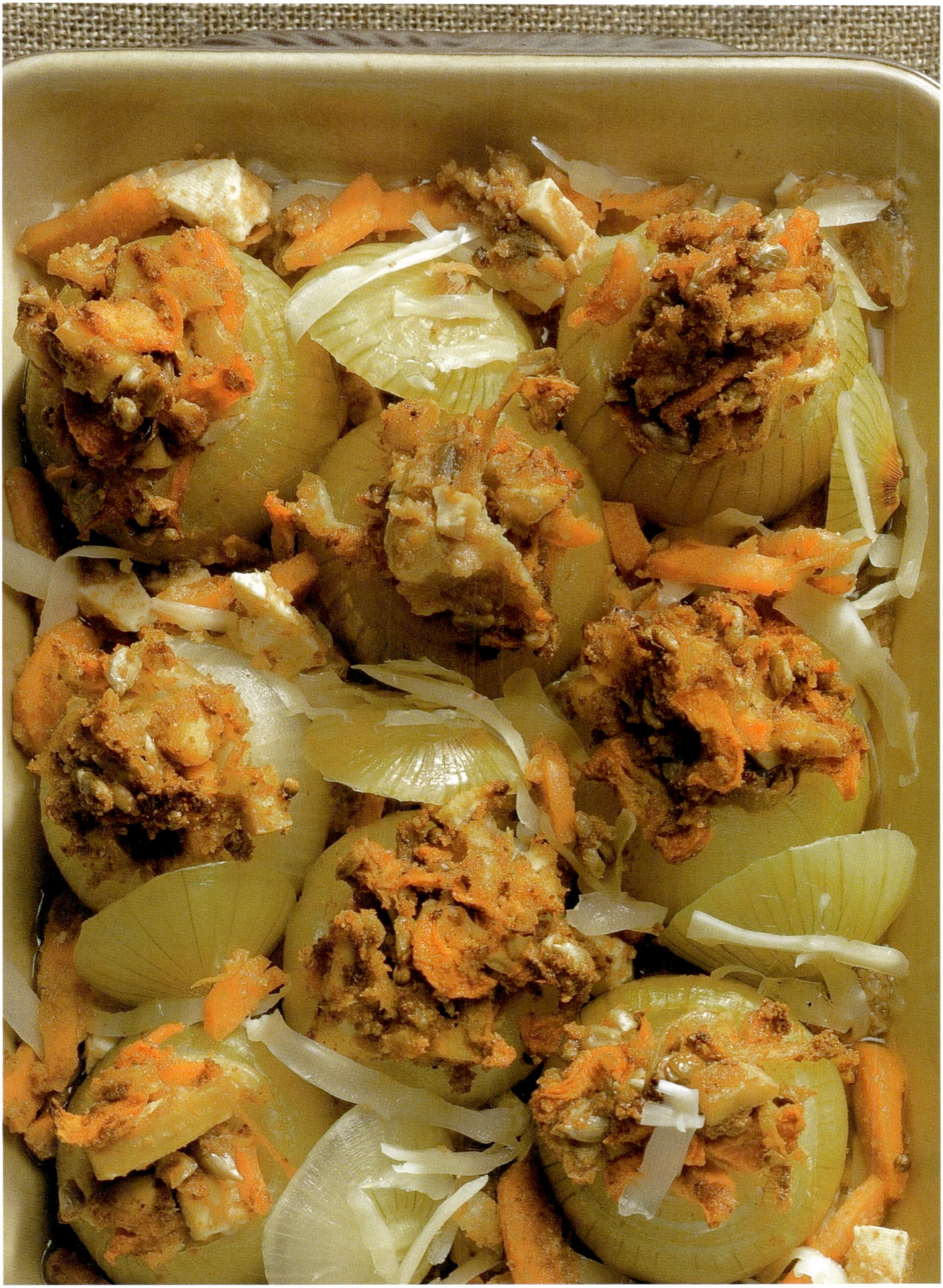

Grünkernrisotto

- 1 Zwiebel
- 1 El Olivenöl
- 125 g Grünkern
- 250 g Steinpilzchampignons
- 1 Möhre
- 1 Frühlingszwiebel
- Salz, Pfeffer
- Muskat
- Zitronensaft

1 Die gehackte Zwiebel in dem heißen Olivenöl andünsten, den Grünkern dazugeben und mitdünsten, mit der Gemüsebrühe ablöschen. In 40 Min. ausquellen lassen.

2 Die Pilze putzen, kleinschneiden, ebenso die Möhre und die Schalotte. Das Ganze in 20 g Margarine 6 Min. braten. Abschmecken mit Salz, Pfeffer und Muskat.

3 Die Gemüsemischung unter das gare Risotto mischen. Mit Zitronensaft überträufeln.

Energie:	292 kcal
Eiweiß:	12 g
Fett:	7 g
Cholesterin:	0 mg
Ballaststoffe:	11 g

Scharfer Gemüsetopf mit Vollkornnudeln

- 4 Frühlingszwiebeln
- 3 El Margarine
- 1 rote Paprikaschote
- 1 Pepperonischote
- 2 Zucchini
- 2 Stangen Sellerie
- 3 El Tomatenmark
- 4 reife Tomaten
- 1/2 l Gemüsebrühe
- 1 Tl Oregano
- 1 Tl Basilikum
- 2 Knoblauchzehen
- Salz und Pfeffer
- 250 g Vollkorn-Nudeln

1 Das Gemüse in dem Fett andünsten und mit der Brühe ablöschen. Die Gewürze dazugeben und im geschlossenen Topf etwa 15 Min. köcheln lassen.

2 Dann die in Salzwasser gekochten Nudeln dazugeben.

Energie:	225 kcal
Eiweiß:	10 g
Fett:	6 g
Kohlenhydrate	33 g
Cholesterin:	0 mg
Ballaststoffe:	7 g

Gemüselasagne

Pro Person ca.
60 g Vollkornnudelplatten
200 g gemischtes Gemüse: Paprika, Zucchini, Zwiebeln, Pilze, Tomaten
Thymian
Oregano
Basilikum
1 El Olivenöl
30 g Edamer 30 %

Für die Bechamelsoße
1 El Diätmargarine
1 El Vollkornmehl
1/4 l Magermilch
Salz
Pfeffer
Muskat

1 Die Nudelplatten in reichlich Salzwasser vorgaren.

2 Das Gemüse waschen, putzen und in mundgerechte Stücke schneiden. Alles außer den Tomaten in Olivenöl andünsten, bis es bißfest ist.

3 Margarine schmelzen lassen und das Mehl darin anschwitzen. Mit der Milch ablöschen und mit Salz und Muskat abschmecken. Die Nudelplatten mit Gemüse belegen, Tomatenscheiben darauflegen und jeweils mit Bechamelsoße bestreichen, bis alles eingeschichtet ist.

4 Mit Käse bestreuen. Im Ofen bei 200 °C 30 – 40 Min. backen.

Energie:	625 kcal
Eiweiß:	26 g
Fett:	54 g
Kohlenhydrate	67 g
Cholesterin:	23 mg
Ballaststoffe:	8 g

Variation: Spargellasagne

1 Pfund frischen Spargel schälen, in Stücke schneiden und das Gemüse bißfest garen. Weiterverfahren wie bei der Gemüselasagne.

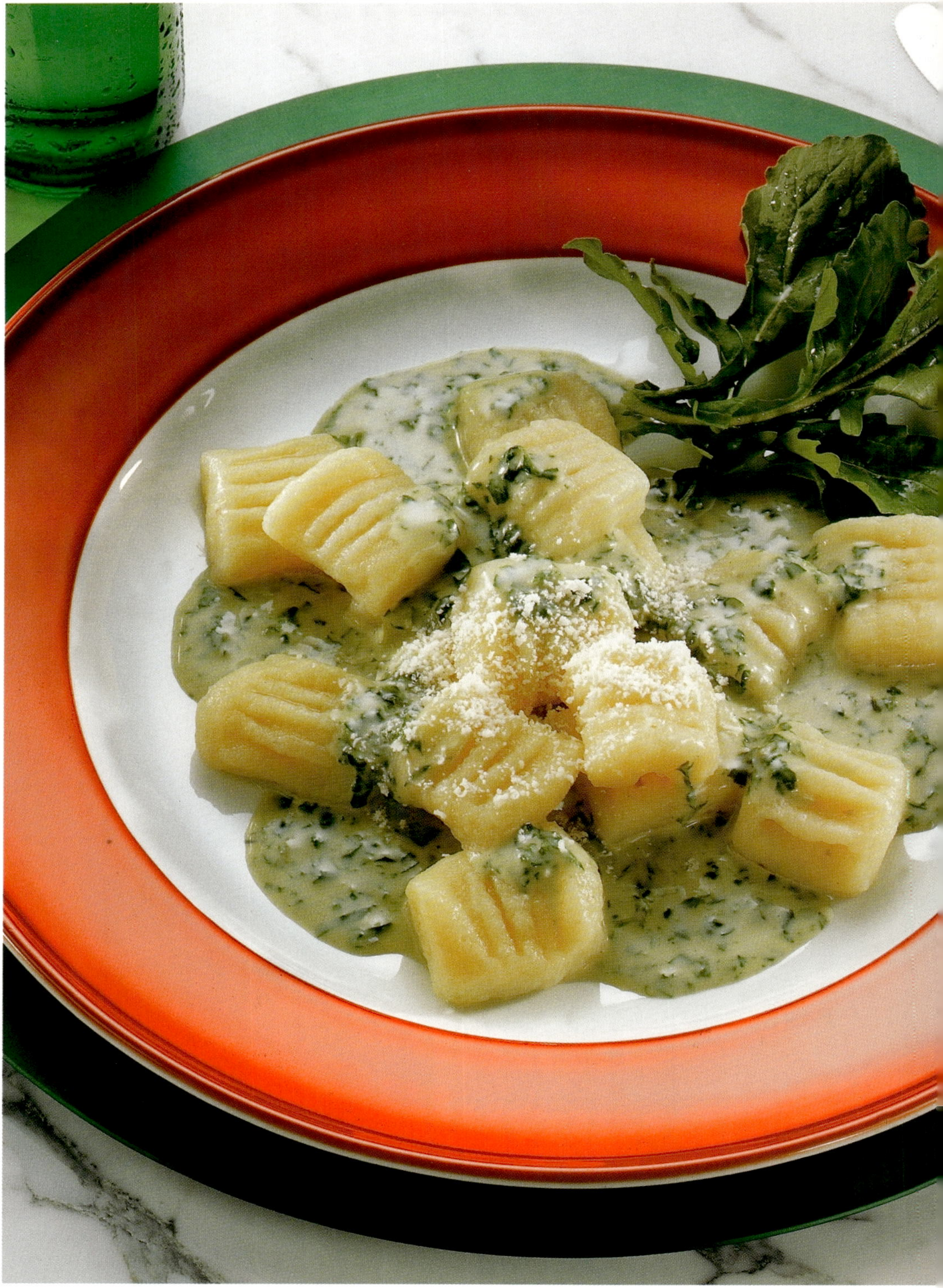

Gnocchi mit Rukolasauce

100 g Rukola
200 g mehlig kochende Kartoffeln
30 g Vollkornmehl
1 Zwiebel
1 Knoblauchzehe
Salz
1 El Diätmargarine
1/8 l Gemüsebrühe
Pfeffer
Muskatnuß
2 El saure Sahne
1 El geriebener Parmesankäse

1 Die Kartoffeln in der Schale kochen, pellen und noch heiß durch die Kartoffelpresse drücken. Salzen und soviel Mehl unterheben, bis ein glatter, geschmeidiger Teig entstanden ist; er darf nicht mehr an den Fingern kleben. Den Teig in Folie wickeln und ruhen lassen.

2 Den Rukola waschen, die harten Stiele entfernen, das Grün klein hacken. Zwiebel und Knoblauch klein schneiden und in der heißen Margarine andünsten. Rukola und Gemüsebrühe hinzugeben. Mit Salz und Pfeffer sowie Muskatnuß abschmecken.

3 Für die Gnocchi 1 Topf mit Salzwasser zum Kochen bringen. Den Teig auf einer bemehlten Fläche etwa fingerdick ausrollen und in 2-3 cm lange Stücke schneiden. Mit einer Gabel leicht flachdrücken. Die Gnocchi in das kochende Wasser geben und ca. 5 Min. ziehen lassen. Mit einer Schaumkelle herausheben und abtropfen lassen.

4 Den Rukola mit dem Mixstab pürieren und die saure Sahne unterheben. Die Gnocchi auf Tellern anrichten, mit der Sauce übergießen und mit geriebenem Parmesan bestreuen.

TIP

Die Gnocchi nicht kochen, nur ziehen lassen. Sie steigen an die Wasseroberfläche, sobald sie gar sind.

Energie:	382 kcal
Eiweiß:	7 g
Fett:	11 g
Cholesterin:	34 mg
Ballaststoffe:	11 g

Gnocchi mit Rukolasauce

Zucchinigratin mit Körnerkruste

160 g Haferkörner
1/2 l Gemüsebrühe
500 g Zucchini
100 g geriebener Käse
3 – 4 El Milch, 2 El Senf
30 g Sonnenblumenkerne
30 g Diätmargarine
2 Zwiebeln, 2 Knoblauchzehen
Salz, Pfeffer, 2 El Tomatenmark

1 Haferkörner in Gemüsebrühe ca. 1/2 Std kochen, danach 15 Min. quellen lassen. Dann mit Käse, Milch, Sonnenblumenkernen und Senf vermischen.

2 Zwiebeln und Knoblauch in der Margarine andünsten. Die geschnittenen Zucchini dazugeben und 5 Min. bißfest garen. Mit Tomatenmark, Pfeffer und Salz abschmecken. Zucchinimasse in eine gefettet Auflaufform geben, die Hafer-Käse-Mischung darauf verteilen. Im Backofen bei 200 °C ca. 25 Min. überbacken.

Energie:	369 kcal
Eiweiß:	17 g
Fett:	19 g
Cholesterin:	14 mg
Ballaststoffe:	5 g

Überbackene Sellerieschreiben

1 Sellerieknolle
2 reife Tomaten
100 g gerieb. Emmentalerkäse
Saft von 1 Zitrone
2 El Sesamkörner
Pflanzenöl für die Form
2 El Gemüsebrühe
3 – 4 El Semmelbrösel
frische Petersilie

1 Den Sellerie schälen und in 1 cm dicke Scheiben schneiden. In Salzwasser mit etwas Zitronensaft dünsten.

2 Den Sellerie in eine gefettete Auflaufform geben. Die Semmelbrösel mit der Gemüsebrühe, Sesam, geriebenem Käse und der Petersilie mischen und über dem Sellerie verteilen. Mit dünnen Tomatenscheiben belegen. Im vorgeheizten Backofen bei 220 °C ca. 20 Min. überbacken.

Energie:	303 kcal
Eiweiß:	20 g
Fett:	21 g
Cholesterin:	35 mg
Ballaststoffe:	10 g

Zucchinigratin mit Körnerkruste

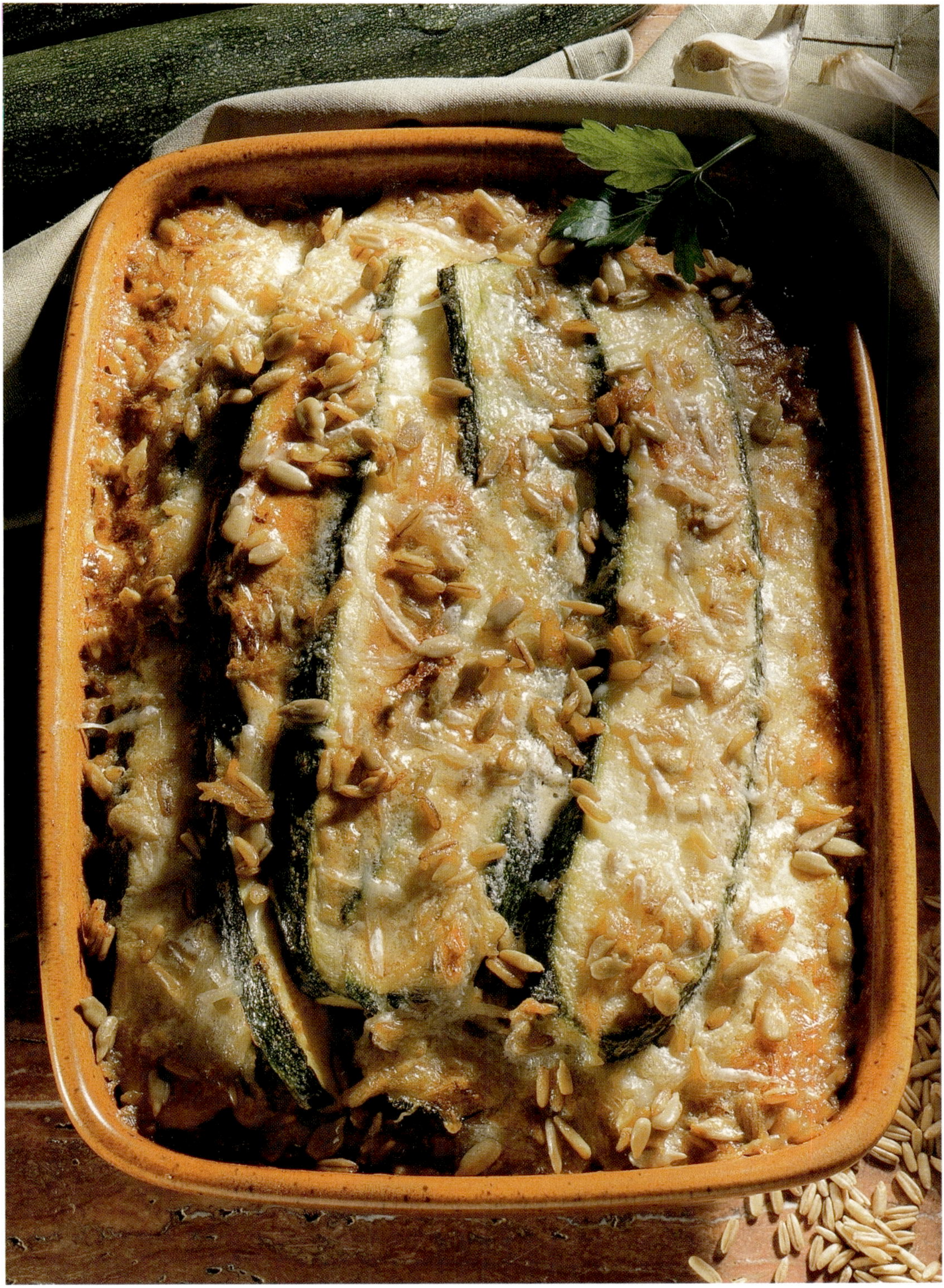

Blattspinat mit Kokos-Curry-Joghurt

1 kg junger Blattspinat
2 Zwiebeln
2 Knoblauchzehen
4 El Sonnenblumenöl
4 El Kokosflocken
300 g Joghurt 1,5 %
1 El Curry
etwas frisch geriebener Ingwer
Saft von 1 Zitrone
Zitronenschale
1 Msp. Chilipulver
1 Msp. Muskat
1 Msp. Kreuzkümmel

1 Den Spinat gründlich waschen, putzen, dabei die harten Blattstiele entfernen.

2 Zwiebeln und Knoblauch fein würfeln und in dem Öl andünsten. Den Spinat nach und nach dazugeben und ebenfalls andünsten. Die Gewürze hinzufügen. Die Pfanne mit einem Deckel verschließen, bis der Spinat zusammengefallen ist.

3 Die Kokosflocken ohne Fett anrösten, den Joghurt mit dem Curry verrühren, den Ingwer dazugeben, mit Zitronensaft, Salz und Pfeffer abschmecken.

4 Den Spinat auf vorgewärmten Tellern verteilen. In die Mitte der Blätter je 2 El von dem Curry-Kokos-Joghurt geben und mit Kokosflocken und der geriebenen Zitronenschale garnieren. Reis paßt am besten dazu.

TIP

Wußten Sie, daß man Blattspinat nicht nur gekocht, sondern auch roh als Salat verwenden kann? Er enthält viel Eisen, Kalzium und Vitamin A.

Energie:	220 kcal
Eiweiß:	10 g
Fett:	14 g
Cholesterin:	4 mg
Ballaststoffe:	8 g

Variation: Lasagne einmal anders

Spinat und Frischkäse werden zu gleichen Teilen mit gedünsteten Zwiebeln und Knoblauch vermischt und herzhaft gewürzt. In eine gefettete Auflaufform werden abwechselnd Tomatensauce, vorgekochte Lasagne-Platten und die Spinat-Käsemischung gegeben. Die oberste Schicht wird mit Käse-Scheiben belegt und im Ofen bei 200 °C 1 Std. gebacken.

Blattspinat mit Kokos-Curry-Joghurt

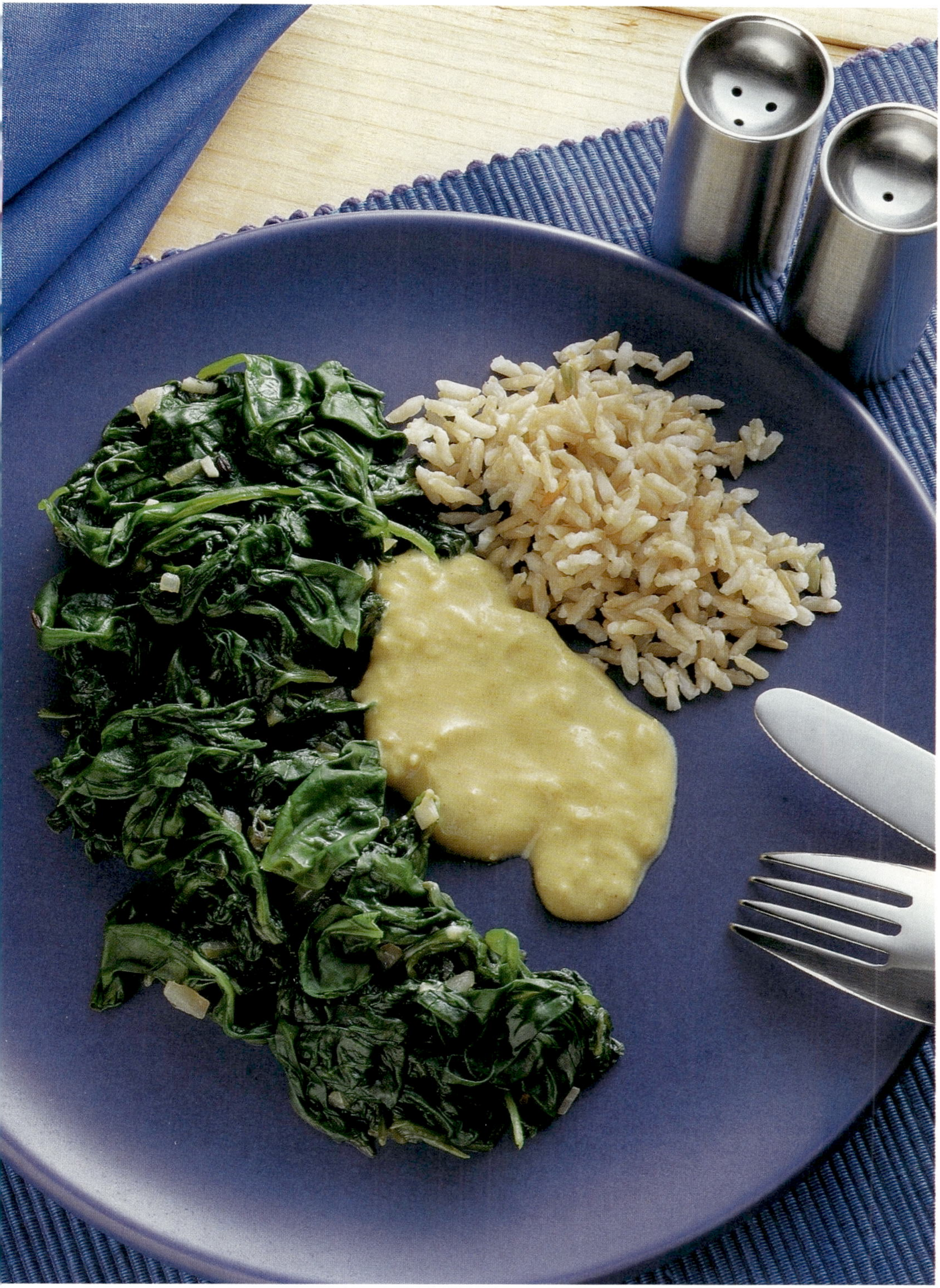

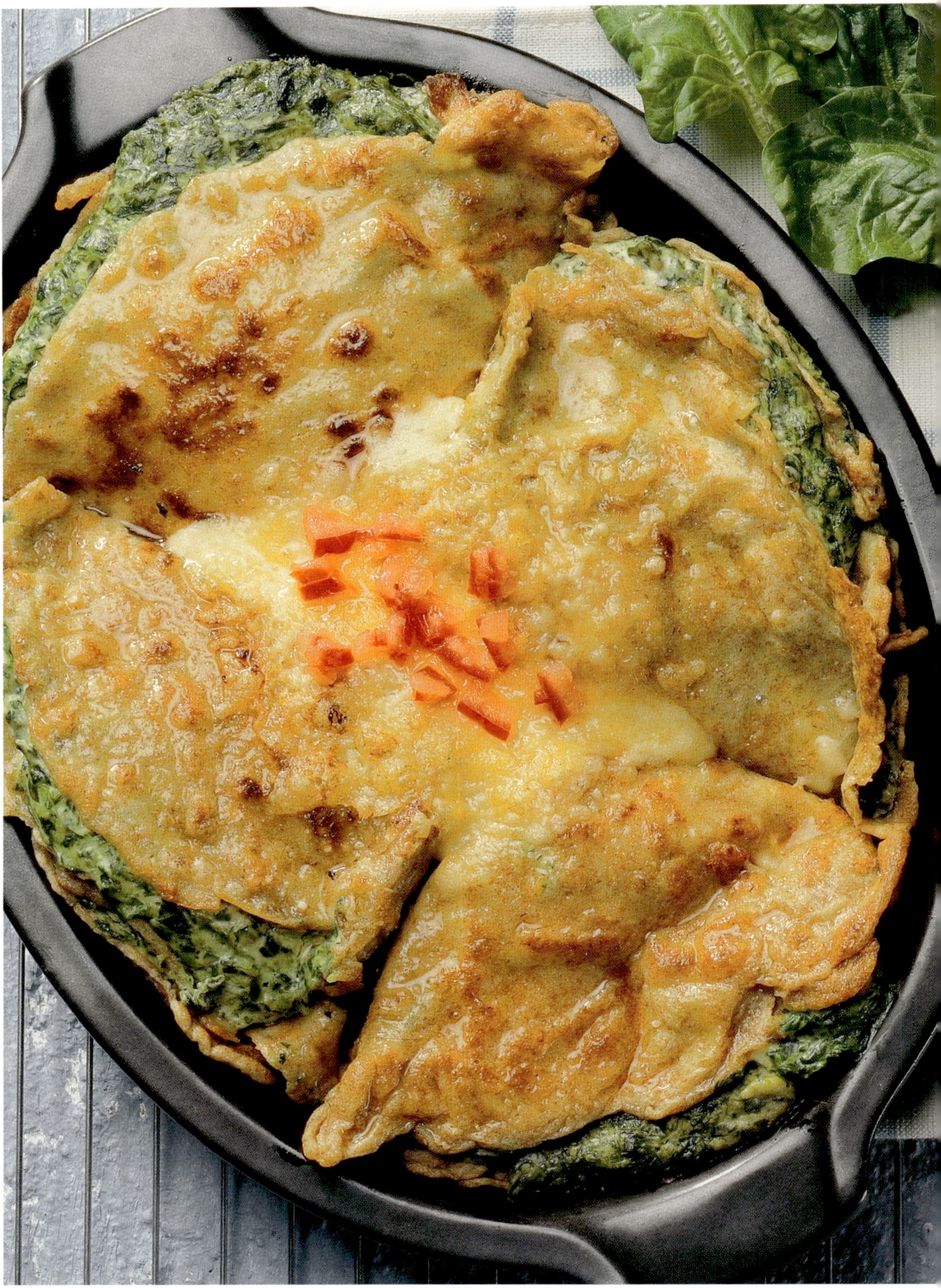

Vollkorn-Pfannkuchen

1 Ei
150 g Vollkornmehl
Salz
80 – 100 ml Mineralwasser
30 g Kokosfett zum Braten
Salz
280 g Spinat
5 – 6 El Magerquark
3 – 4 El saure Sahne
Muskatnuß
1 Knoblauchzehe
Zitronensaft
5 El saure Sahne
1 Eigelb
3 El geriebener Käse

1 Aus dem Ei, dem Mehl, Mineralwasser und Salz einen dünnflüssigen Teig bereiten. 1/2 Std. quellen lassen. In Kokosfett ca. 10 kleine Pfannkuchen ausbacken.

2 Den Spinat gründlich waschen, ca. 4 Min. blanchieren. Danach pürieren und mit Quark und etwas saurer Sahne verrühren. Mit Muskat, Knoblauch und Zitronensaft pikant abschmecken.

Vollkorn-Pfannkuchen

3 Von der Spinatmasse je 1 – 2 El in die Mitte eines Pfannkuchen geben und zusammenklappen. In eine gefettete Form geben. Die saure Sahne mit dem Eigelb, geriebenem Käse und Zitronensaft vermengen und über die Pfannkuchen geben. Im Backofen bei 200 °C ca. 10 – 15 Min. überbacken.

TIP

Zu den Vollkorn-Pfannkuchen kann man Beerenmus reichen oder Zwetschgenröster.

Beerenmus:
250 g Beeren mit 200 g Gelierzucker vermischen. Nachdem die Früchte Saft gezogen haben, das Ganze 3 Min. kochen lassen. Mit dem Saft einer Zitrone aufwerten.

Zwetschgenröster:
500 g Zwetschgen waschen, entkernen. Die halbierten Zwetschgen mit 200 g Einmachzucker bestreuen, eine Zimtstange und 2 Nelken dazugeben und das Ganze im Ofen bei 200 °C unter mehrmaligem Umrühren rösten.

Energie:	264 kcal
Eiweiß:	12 g
Fett:	13 g
Cholesterin:	71 mg
Ballaststoffe:	6 g

Kokos-Hirse-Pfanne

250 g Hirse
30 g Diätmargarine
1/2 l Gemüsebrühe
100 g Kokosraspeln
3 El Pflanzenöl
100 g Korinthen
1 Tl Kurkuma
1 rote und 1 gelbe Paprikaschote
Pfeffer
2 Knoblauchzehen
Koriander, Ingwer

1 Die Hirse mit heißem Wasser abspülen. In der Margarine kurz anbraten und mit der Gemüsebrühe ablöschen, ca. 25 Min. garen. Nach 10 Min. die Korinthen und den Kurkuma zur Hirse geben.

2 Die gewürfelten Paprikaschoten unter die gare Hirse mischen. Mit Pfeffer, Knoblauch, etwas Ingwer und Koriander würzen.

3 Die in heißem Öl angerösteten Kokosraspeln darüberstreuen.

Energie:	540 kcal
Eiweiß:	9 g
Fett:	21 g
Cholesterin:	0 mg
Ballaststoffe:	7 g

Gemüserisotto

10 g Margarine
125 g Reis
1 Tassen Gemüsebrühe
1 Zwiebel
1 Tl Oregano
1 Tl Basilikum
1 Lorbeerblatt
je 1/2 rote und grüne Paprika
1 El Tomatenmark
2 reife Tomaten
100 g Erbsen, 1/2 Tasse Mais
Salz, Pfeffer,
Zitronenmelisse

1 Die Zwiebel hacken und anschwitzen. Reis dazugeben, kurz andünsten, Gemüsebrühe angießen. Die Gewürze und den Rest Brühe dazugeben.

2 Nach 30 Min. die gewürfelte Paprika und das restliche Gemüse dazugeben. Mit Salz und Pfeffer pikant abschmecken. Mit Zitronenmelisse bestreut servieren.

Energie:	338 kcal
Eiweiß:	11 g
Fett:	6 g
Cholesterin:	0 mg
Ballaststoffe:	11 g

Kokos-Hirse-Pfanne

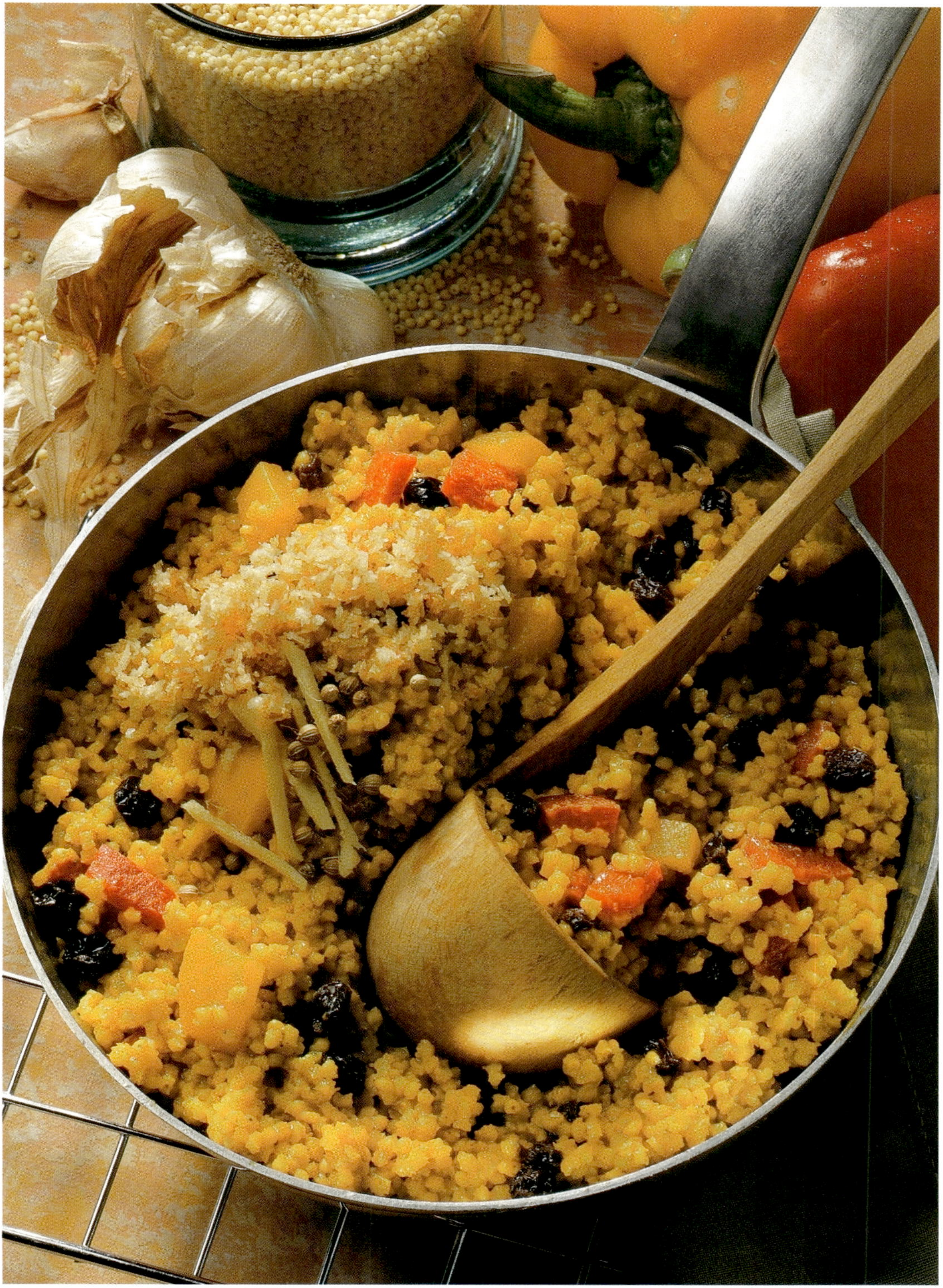

Tofu im Sesammantel

- 250 g Tofu natur oder geräuchert
- 1 Ei
- Hefestreuwürze
- geriebene Muskatnuß
- 1 EL Weizenvollkornmehl
- 2 EL Sesam
- Kokosfett für die Pfanne

1 Tofu in 4 oder 8 gleichgroße Würfel schneiden. Das Ei aufschlagen und mit Hefewürze und Muskatnuß abschmecken. Die Tofuwürfel »panieren« (in die Eimasse eintauchen, dann in Vollkornmehl und Sesam wenden).

3 Die Panade etwas andrücken und die Tofuwürfel von beiden Seiten goldgelb anbraten. Mit Frühlingszwiebeln garnieren.

TIP

Wer den Geschmack des Sesam noch unterstreichen möchte, kann anstatt des Kokosfetts Sesamöl zum Anbraten verwenden.

Energie:	125 kcal
Eiweiß:	9 g
Fett:	8 g
Cholesterin:	0 mg

Tortiglioni mit Pilzsoße

- 250 g Pilze
- 1/2 Zwiebel
- 1 El Olivenöl
- 1/2 Bund Petersilie
- 1 Tl Gemüsebrühe
- 1 El Worchester-Soße
- 100 g Tortiglioni

1 Die feingewürfelte Zwiebel in dem Olivenöl anschwitzen und die mit einem feuchten Tuch abgeriebenen Pilze dazugeben. Mit Gemüsebrühe und gehackter Petersilie überstreuen und 5 Min. schmoren lassen. Mit Worchester-Soße abschmecken.

2 Die Tortiglioni im kochenden Wasser etwa 10 Min. kochen, bis sie al dente, also bißfest sind. Die Nudeln auf Tellern anrichten, die Soße darübergießen und mit Petersilie garnieren.

Energie:	265 kcal
Eiweiß:	11 g
Fett:	7 g
Kohlenhydrate	40 g
Cholesterin:	0 mg
Ballaststoffe:	3 g

Tofu im Sesammantel

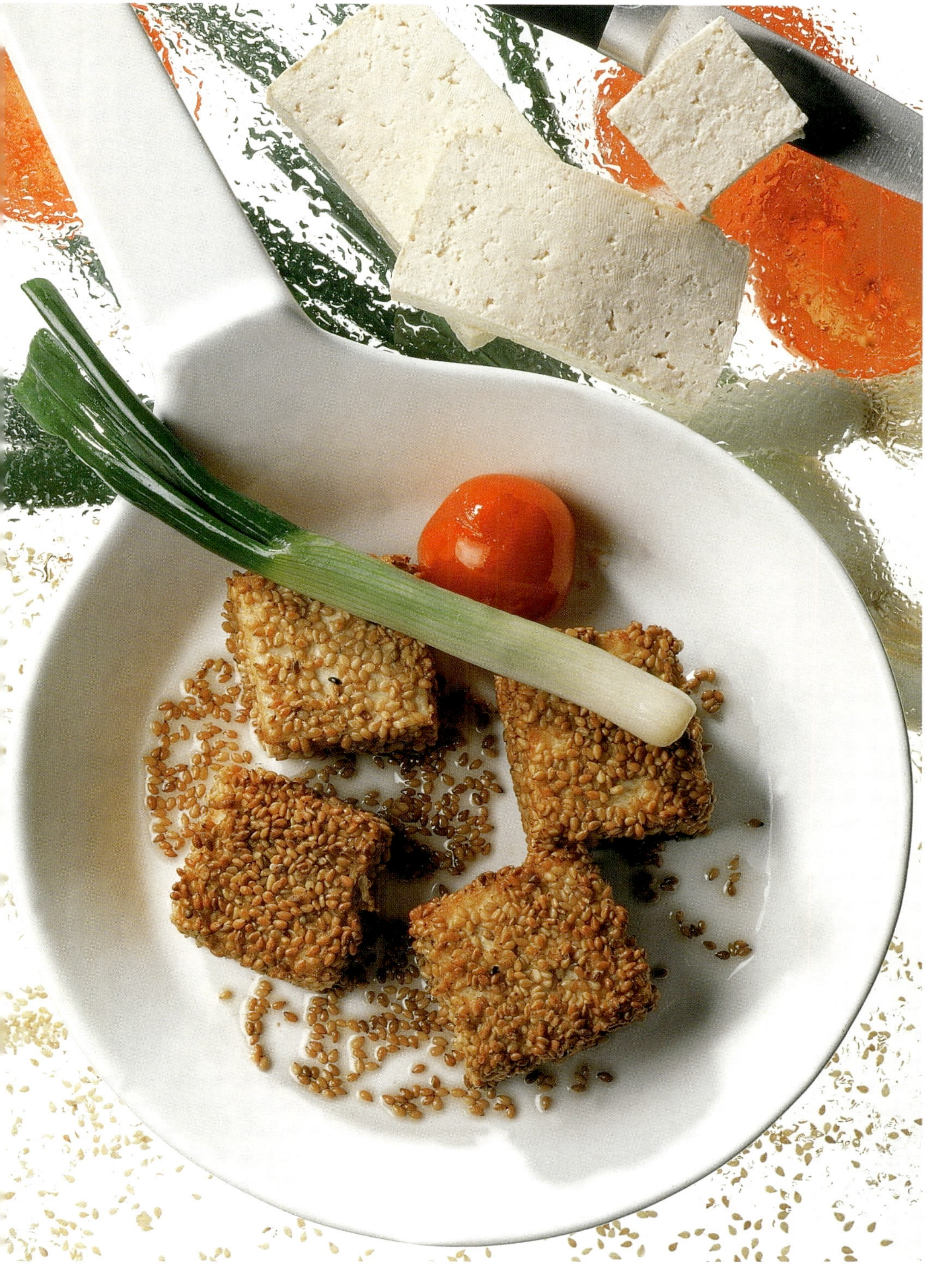

Bauernbrot mit Tomaten-Avocado-Belag

- 2 vollreife Avocados
- 2 El Magerquark
- 1 große Zwiebel, 4 Schalotten
- 1–2 Knoblauchzehen
- Salz, Pfeffer, Zitronensaft
- 4 große vollreife Tomaten
- 12 entkernte, schwarze Oliven
- 1/2 Bund Petersilie
- 4 Scheiben Bauernbrot

1 Das Avocado-Fruchtfleisch mit einer Gabel zerdrücken und mit Quark verrühren. Zwiebel und Knoblauch würfeln und unter Avocadocreme mischen. Mit Zitronensaft, Salz und Pfeffer würzen.

2 Tomaten in Scheiben schneiden. Schalotten in feine Ringe schneiden, Oliven und Petersilie in kleine Stücke hacken. Das Brot toasten und mit Avocadocreme bestreichen. Tomaten- und Zwiebelscheiben schuppenförmig darauf verteilen, mit Oliven und Petersilie bestreuen.

Energie:	352 kcal
Eiweiß:	9 g
Fett:	22 g
Cholesterin:	1 mg
Ballaststoffe:	10 g

Dinkel-Küchlein mit Mais

- 60 g grobes Dinkelschrot
- 1/8 l Gemüsebrühe
- 1 Zwiebel
- 1 Tl Diätmargarine
- 70 g Maiskörner
- Salz, Pfeffer, Thymian
- 50 g Magerquark
- 1 Eiweiß, 1 Tl Pflanzenöl

1 Dinkelschrot ohne Fett erhitzen. Gemüsebrühe dazugeben und 5 – 10 Min. köcheln. Gewürze dazugeben und 10 Min. ausquellen lassen. Die zerkleinerte Zwiebel mit dem Mais andünsten.

2 Getreide mit der Mais-Zwiebel-Masse und Quark mischen und würzen. Das steif geschlagene Eiweiß vorsichtig unter die Masse heben. Aus der Masse 4-6 Bratlinge formen und in dem Pflanzenöl goldgelb braten.

Energie:	200 kcal
Eiweiß:	3,4 g
Fett:	12 g
Cholesterin:	0 mg
Ballaststoffe:	2,5 g

Bauernbrot mit Tomaten-Avocado-Belag

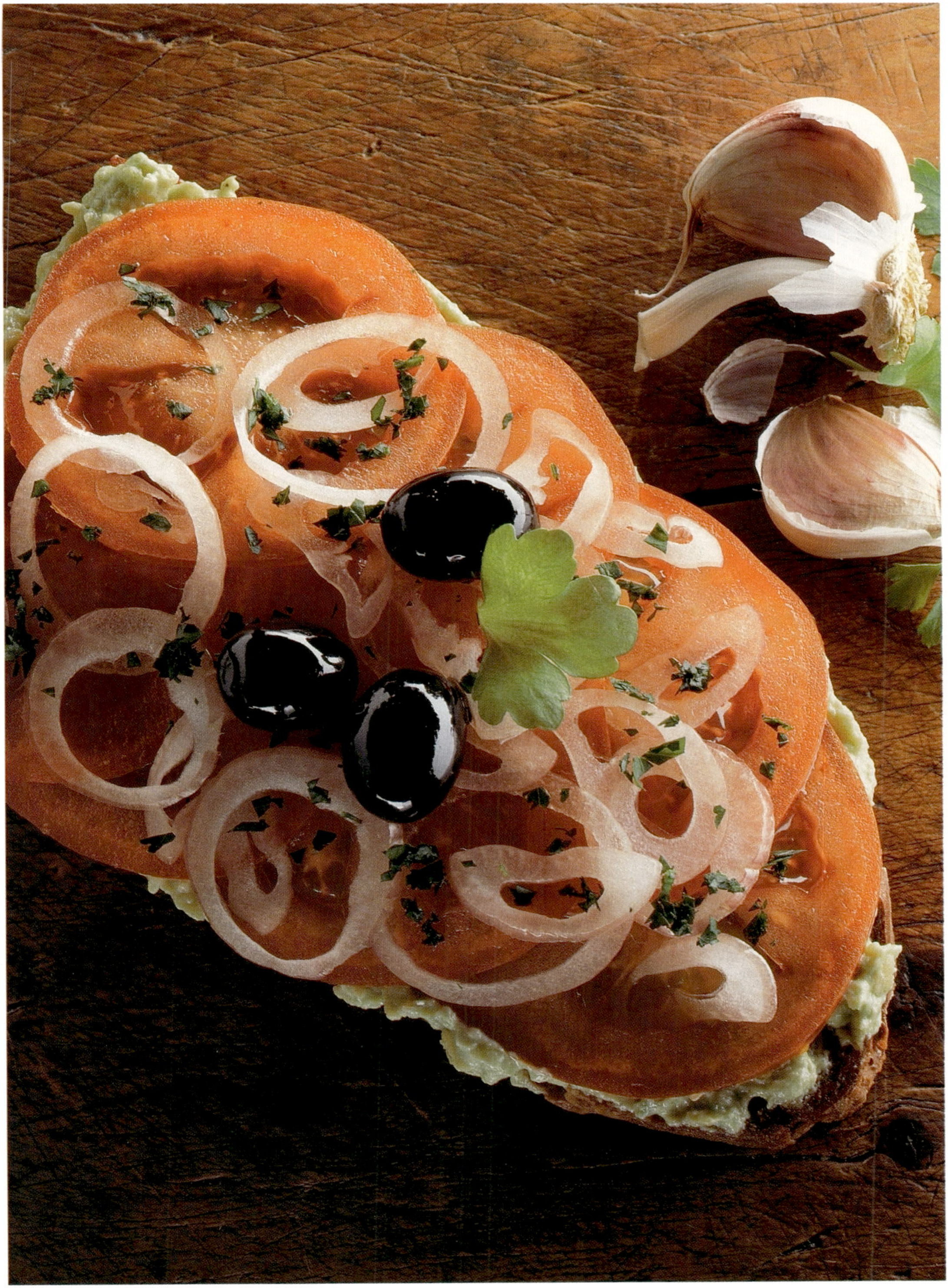

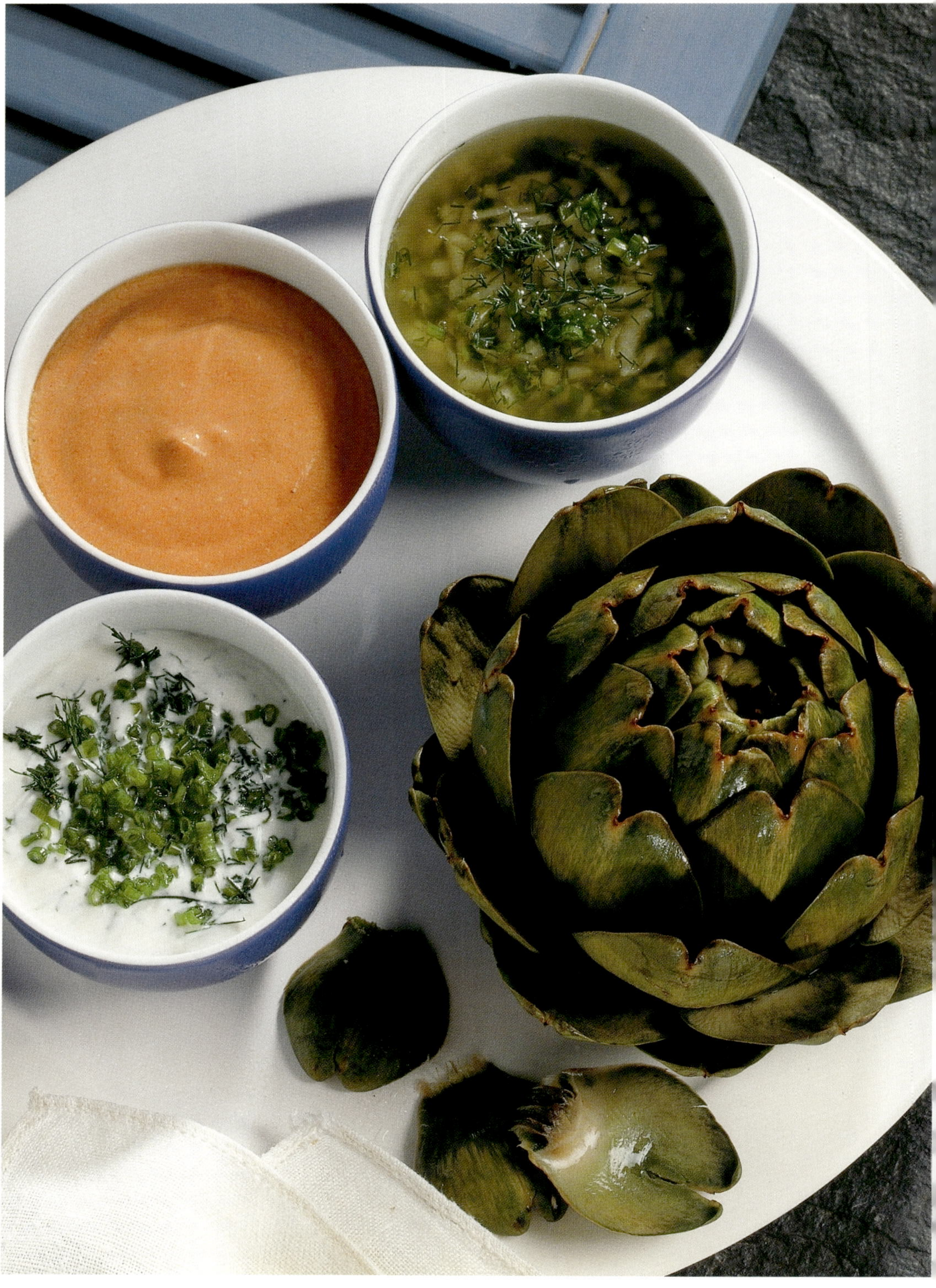

Artischocken mit Dips

4 mittelgroße Artischocken
Salz, Saft von 2 Zitronen

Für die Soße 1:
5 El kaltgepr. Sonnenblumenöl
3 El Essig, Senf, Pfeffer, Salz
2 El gehackte Küchenkräuter

Für die Soße 2:
1 Becher Joghurt, 2 El Milch
3 Knoblauchzehen
Senf, Pfeffer, Meersalz
1 El gehackte Küchenkräuter

Für die Soße 3:
1 Becher Joghurt, 2 El Milch
1 El Tomatenmark
1 rote Paprikaschote
Honig, Paprikapulver

1 Die Artischocken in Salzwasser mit Zitrone ca. 30 Min. kochen. Für die Soßen jeweils die Zutaten miteinander verrühren und in kleine Gefäße füllen. Die Blätter der Artischocken abzupfen und in die Soßen dippen.

Energie:	234 kcal
Eiweiß:	8 g
Fett:	14 g
Cholesterin:	5 mg
Ballaststoffe:	24 g

Brotaufstrich mit Hirse

90 g Hirse
180 ml Gemüsebrühe
120 g Champignons
Zitronensaft
50 g Diätmargarine
1 Tl Pflanzenöl
Majoran, Thymian, Kräutersalz

1 Die Hirse waschen, mit Gemüsebrühe aufkochen und auf kleiner Flamme ca. 10 Min. köcheln und weitere 10 Min. quellen lassen.

2 Die Champignons putzen und in dünne Scheiben schneiden, mit Zitronensaft beträufeln. Die Zwiebel kleinhacken und in Öl andünsten, die Pilze dazugeben. Die Margarine mit den gehackten Kräutern und den Gewürzen pikant abschmecken.

3 Die Pilz-Zwiebel-Mischung mit dem Mixstab pürieren und zu der Margarine-Masse geben. Die Hirse dazugeben und alles noch einmal gut vermengen.

Energie:	210 kcal
Eiweiß:	9,6 g
Fett:	6,2 g
Cholesterin:	0,3mg
Ballaststoffe:	5,5 g

Pikante Tortillas mit Hafer

- 180 g Haferflocken
- 150 ml Milch
- 1 Ei
- je 1/2 rote, gelbe und grüne Paprikaschote
- 30 g Diätmargarine
- 2 Zwiebeln
- Salz, Pfeffer, Thymian
- 50 g Pflanzenöl
- Haferflocken zum Panieren

1 Haferflocken mit der Milch vermischen und 15 Min. quellen lassen, das Ei hinzufügen.

2 Die Zwiebeln und den Paprika in kleine Würfel schneiden und in der Margarine andünsten.

3 Das Gemüse unter die Haferflockenmasse heben, mit Pfeffer, Salz und Thymian abschmecken.

4 Aus der Masse ca.10 Tortillas formen und in dem Öl auf beiden Seiten goldgelb ausbacken.

Energie:	417 kcal
Eiweiß:	10 g
Fett:	26 g
Cholesterin:	64 mg
Ballaststoffe:	7 g

Crostinis

- 2 Scheiben Weizenvollkornbrot
- 1 EL Olivenöl
- 1 Fleischtomate
- 1/2 Zwiebel
- frisches Basilikum
- Salz
- Pfeffer

1 Die Brotscheiben vortoasten.

2 Die Fleischtomate und die Zwiebel würfeln, mit Salz und Pfeffer abschmecken.

3 Die Brotscheiben mit Olivenöl beträufeln, die Gemüsemischung darauf verteilen und unter dem Grill ca. 3 Min. rösten.

4 Mit frischem Basilikum bestreuen.

Energie:	260 kcal
Eiweiß:	8 g
Fett:	6 g
Kohlenhydrate	42 g
Cholesterin:	0 mg
Ballaststoffe:	9 g

Pikante Tortillas
Seite 98: Artischocken

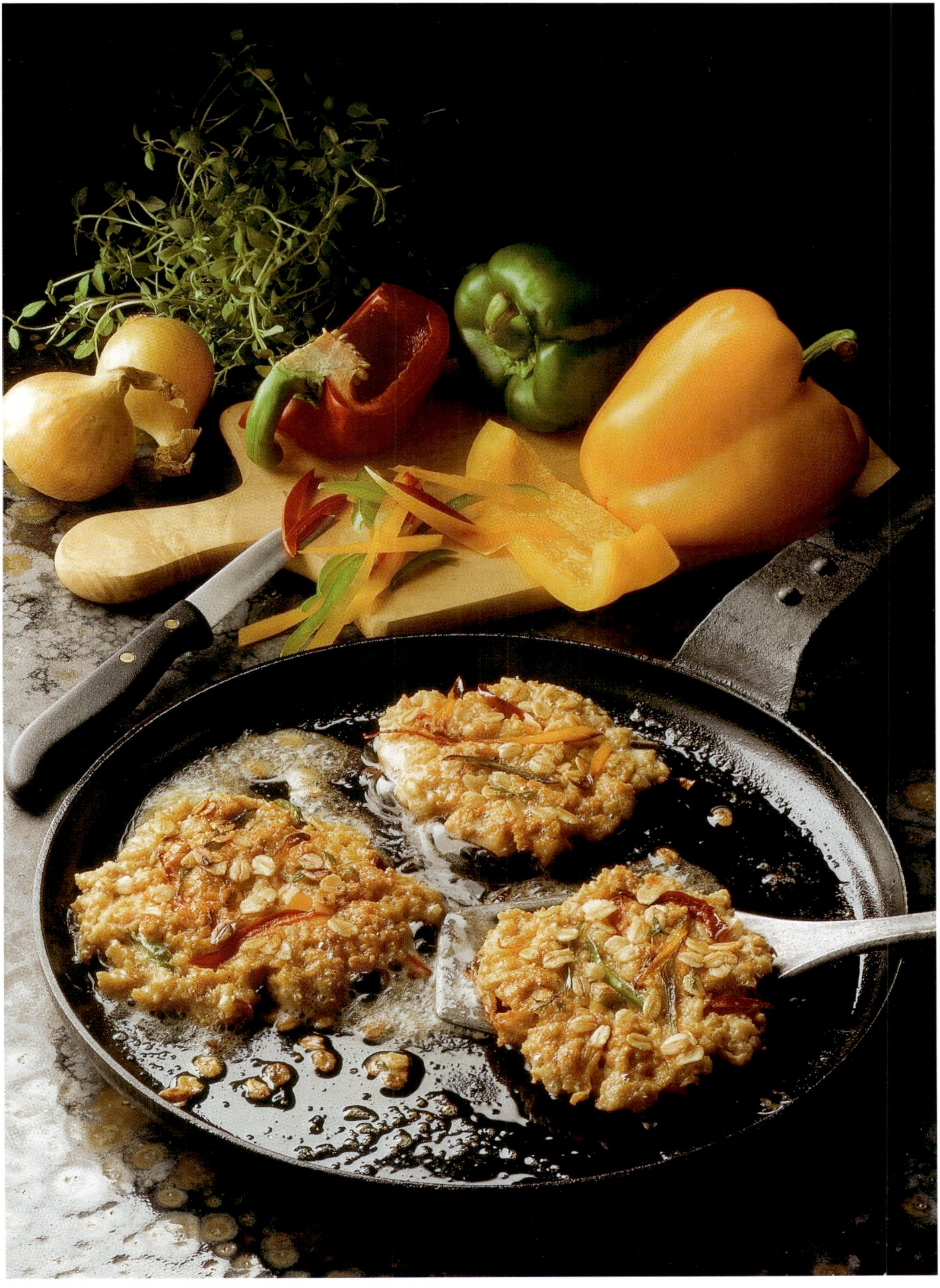

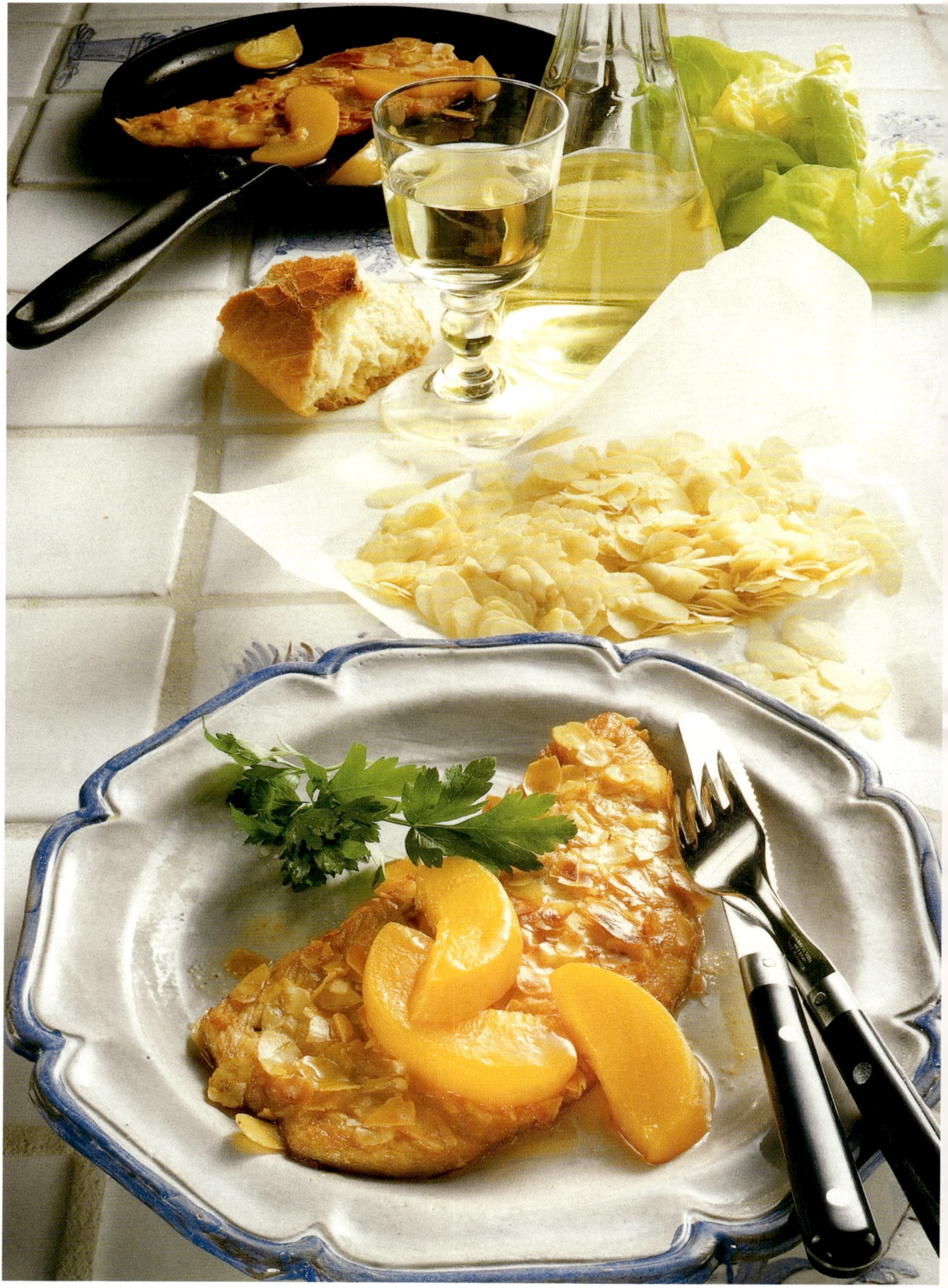

Aus aller Herren Länder – Internationale Fleischgerichte

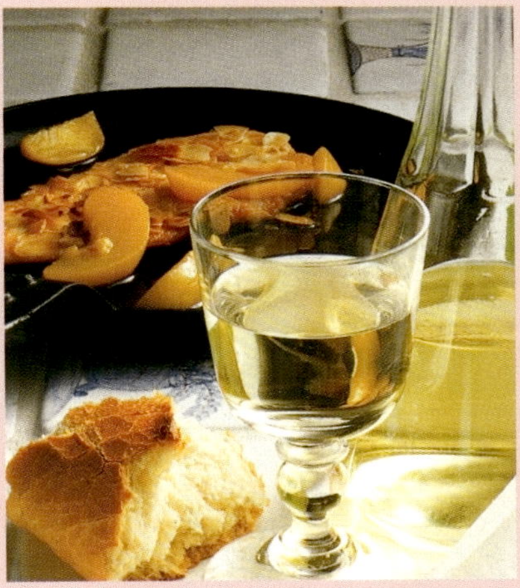

Putenschnitzel mit Mandelpanade

4 Putenschnitzel
3 El Mehl
Pfeffer, Salz
1 Tl Paprika edelsüß
80 g Diätmargarine
100 g Mandelblättchen
3 reife Pfirsiche oder
6 Aprikosen

1 Die Putenschnitzel waschen, trockentupfen und evtl. Haut entfernen, pfeffern. Mehl mit Salz und Paprika mischen und die Schnitzel darin wenden.

TIP

Putenfleisch liefert bei nur wenigen Kalorien und niederen Fettwerten viel lebensnotwendiges Eiweiß. Geflügel immer in wenig Öl und ohne Haut braten.

2 40 g Margarine in einer Pfanne erhitzen und die Schnitzel darin auf jeder Seite 1 Minute anbraten, herausnehmen und in den Mandelblättchen wenden. Noch 2 EL Margarine in die Pfanne geben und die Schnitzel noch 3–4 Min. auf jeder Seite weiterbraten. Die restliche Margarine in die Pfanne geben und die klein geschnittenen Pfirsiche oder Aprikosen darin wenden.

3 Die Schnitzel auf Tellern anrichten und mit dem Obst garnieren. Dazu paßt ein frischer Salat mit Zucker-Zitronen-Marinade.

Energie:	448 kcal
Eiweiß:	30 g
Fett:	31 g
Kohlenhydrate	13 g
Cholesterin:	60 mg
Ballaststoffe:	5 g

Variation

Putenschnitzel werden mit frischem Salbei zu einer Variante des traditionellen Saltimbocca. Mit einem Zahnstocher auf dem rohen gewürzten Fleisch festgestochen gibt der Salbei nicht nur seinen wunderbaren Geschmack ab. Die Fleischscheiben wirken auch sehr dekorativ. Wer auf Kalorien achten möchte, ist mit der panadefreien Variante natürlich besser bedient.

Seite 102: Putenschnitzel

Mariniertes Rehfilet

200 g Rehfilet
1 Möhre
1 Stange Sellerie
1/2 Bund Petersilie
1 Lorbeerblatt
4 Zweige Thymian
2 Nelken
2 Pimentkörner
3 Wacholderbeeren
5 Pfefferkörner
1 Zwiebel
1/2 l Rotwein
1 El Olivenöl

1 Die Möhre putzen und die Zwiebel schälen, zusammen mit dem Sellerie in grobe Stücke schneiden. 1/4 l Wasser mit den Gewürzen zum Kochen bringen, das Gemüse hineingeben und einige Minuten durchkochen lassen.

Beilage
Dazu reichen Sie Rotkohlgemüse. Dafür 1 Kopf Rotkohl hobeln und einige Minuten in kochendes Wasser geben. 1 Zwiebel kleinschneiden und in Öl andünsten, den abgetropften Kohl dazugeben und auf kleiner Flamme 1/2 Std. garen. Mit Zitronensaft, Salz, Pfeffer abschmecken.

2 Den Rotwein dazugeben und das Fleisch in der abgekühlten Marinade mindestens über Nacht ziehen lassen.

3 Olivenöl erhitzen und das abgetrocknete Fleischstück darin auf beiden Seiten etwa 4 Min. anbraten. Den Bratenfond mit 100 ml Rotweinmarinade ablöschen und etwas einreduzieren. Mit Salz und Pfeffer abschmecken. Das Fleisch mit der Soße überziehen.

TIP
Rehfleisch gehört neben Kaninchen und Wildgeflügel zu den magersten Fleischsorten, liegt mit 110 mg Cholesterin pro 100 g Fleisch aber nahezu doppelt so hoch wie das in Frankreich noch häufiger verzehrte Pferdefleisch. Kaninchen enthält rund 50 mg Cholesterin. pro 100 g Fleisch.

Energie:	210 kcal
Eiweiß:	13 g
Fett:	6 g
Kohlenhydrate	5 g
Cholesterin:	110 mg
Ballaststoffe:	3 g

Rinderragout italienische Art

- 500 g mageres Rindfleisch
- 4 EL Olivenöl
- 1/8 l Weißwein
- Salz
- Pfeffer
- 500 g Möhren
- 1 Staudensellerie
- 1 Zwiebel
- 2 Knoblauchzehen
- 1 reife Tomate
- 2 El Olivenöl
- 1/8 l Gemüsebrühe
- Thymian
- Basilikum
- 500 g eifreie Nudeln oder Salzkartoffeln

1 Das in Würfel geschnittene Rindfleisch in Olivenöl anbraten, salzen und pfeffern, dann mit dem Wein ablöschen.

2 Das Gemüse putzen und in kleine Stücke schneiden. Gehackte Zwiebel und Knoblauch in einer feuerfesten Form mit Öl andünsten, das Gemüse dazugeben und ca. 10 Min. schmoren lassen. Die gestückelte Tomate hineingeben und mit der Gemüsebrühe aufgießen. Mit Thymian und Basilikum abschmecken. Das Fleisch daruntermengen und alles im Backofen bei 180 °C ca. 1 Std. schmoren lassen. Mit Nudeln oder Salzkartoffeln sevieren.

TIP

Fleischgerichte können anstatt üblich mit Wein oder Brühe auch sehr gut mit anderen Flüssigkeiten abgelöscht werden. Orangensaft ist bei Geflügelgerichten durchaus gebräuchlich. Für das pikante Rindfleisch kann auch ein Rest Kaffee oder ein Glas Glühwein zur Abrundung der Soße beitragen.

Energie:	360 kcal
Eiweiß:	31 g
Fett:	18 g
Kohlenhydrate	15 g
Cholesterin:	75 mg
Ballaststoffe:	9 g

Variation: Rinderragout Winzer Art

Frische Steinpilze und Champignons in Öl mit Zwiebeln andünsten. Knoblauch dazugeben. Das kleingeschnittene Fleisch hineingeben und gut durchbraten. Alles mit Rotwein und Gemüsebrühe ablöschen. Mit frischer Petersilie überstreut servieren.

Apulisches Kaninchen

- 1 Kaninchenrücken
- 50 g Rosinen
- 2 El Olivenöl
- 1 El Zucker, 1 El Mehl
- 4 El Weißweinessig
- Thymian, Pfeffer, Salz
- 2 Lorbeerblätter
- 1 Rosmarinzweig
- Gemüsebrühe, 50 g Pinienkerne

1 Die Rosinen einweichen. Das Kaninchen zerteilen und in dem Olivenöl anbraten, dann Zucker und Mehl darüberstreuen. Mit Salz und Pfeffer würzen und mit dem Weißweinessig ablöschen.

2 1 El frischen Thymian, 2 Lorbeerblätter, 1 Rosmarinzweig dazugeben und die Soße reduzieren lassen. Mit gut 1/8 l Brühe aufgießen, 40 Min. köcheln lassen.

3 Abgetropfte Rosinen dazugeben, Die Pinienkerne ohne zusätzliches Fett in einer Pfanne rösten und das Gericht damit ausgarnieren.

Energie:	335 kcal
Eiweiß:	23 g
Fett:	18 g
Cholesterin:	70mg
Ballaststoffe:	1 g

Senfkaninchen mit breiten Nudeln

- 1 Kaninchenrücken etwa 200 g
- 3 Tl scharfer Senf
- 2 El saurer Rahm
- Petersilie, 1 Zitrone

1 Den Kaninchenrücken zerteilen und gut mit Senf bestreichen. Mit Salz und Pfeffer würzen. In Bratfolie einpacken und bei 200 °C etwa 45 Min. braten.

2 Den anfallenden Bratensaft auffangen und mit 2 Tl scharfem Senf und saurem Rahm vermischen. Mit Zitronensaft und evtl. noch Salz abrunden.

TIP

Der Cholesteringehalt von Kaninchen hängt von der Aufzuchtdauer ab. Handelsübliche Kaninchen schlachtet man im Alter von 3 Monaten, sie haben den geringsten Cholesterinanteil. Bei Stallkaninchen liegt er doppelt so hoch.

Energie:	436 kcal
Eiweiß:	30 g
Fett:	13 g
Kohlenhydrate	48 g
Cholesterin:	68 mg
Ballaststoffe:	1 g

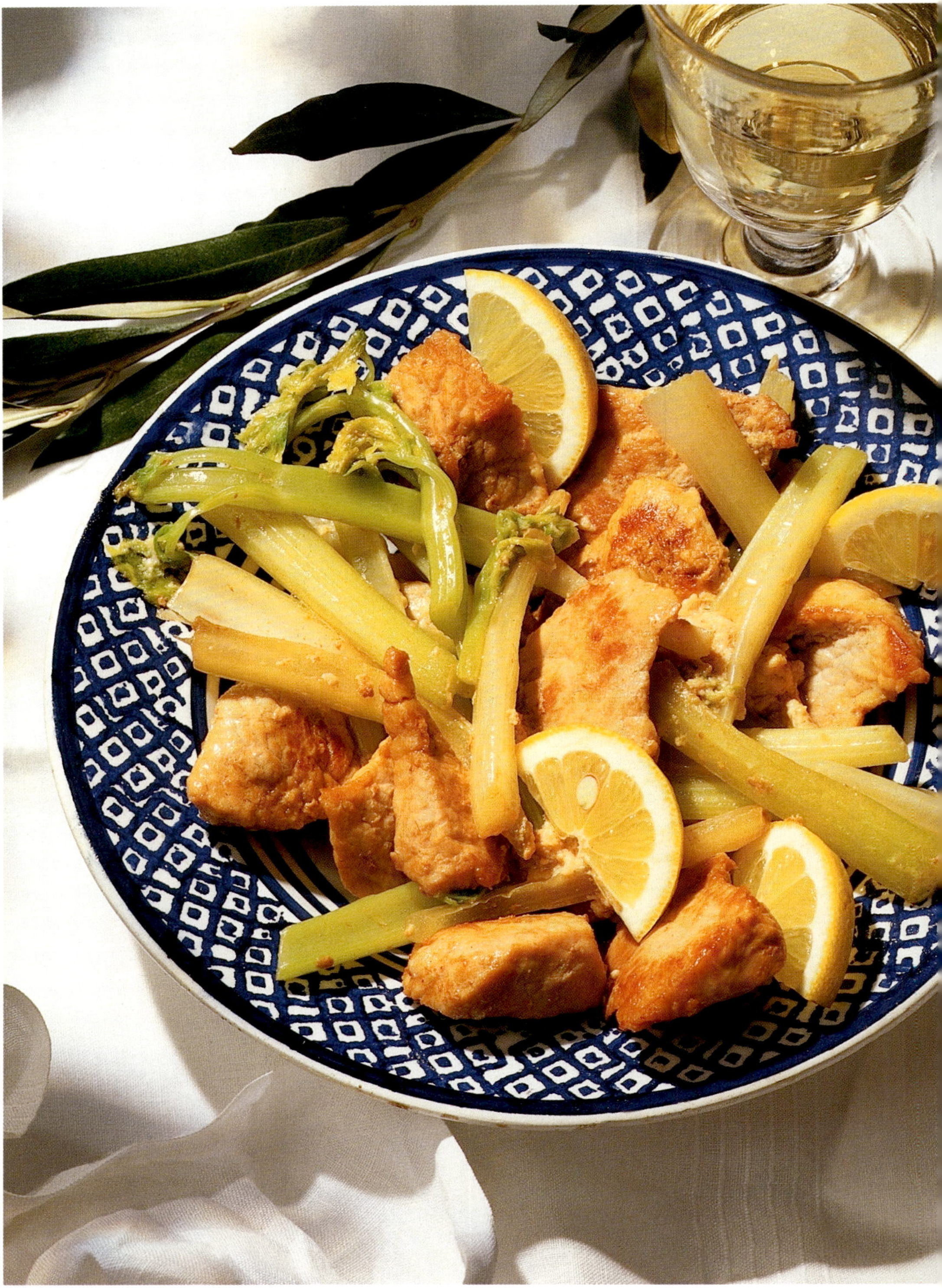

Schweinefilet mit Sellerie

750 g Schweinefilet	
1 kg Staudensellerie	
5 El Olivenöl	
Salz	
Pfeffer	
Saft von 1 Zitrone	
2–3 El Crème fraîche	

1 Den Sellerie waschen, putzen und die Fäden abziehen. Die Stangen in fingerlange Stücke schneiden. Den Sellerie in kochendem Wasser ca. 2–3 Min. blanchieren, dann abtropfen lassen.

2 Das Fleisch in große Würfel schneiden. Das Olivenöl in einer großen Pfanne erhitzen und das Fleisch darin rundherum anbraten. Herausnehmen und den Bratensatz mit 1/2 Tasse Wasser aufkochen.

3 Die Selleriestücke in den Sud geben, das Fleisch darauflegen, mit Salz und Pfeffer würzen. Alles auf kleiner Flamme zugedeckt ca. 1 Std. schmoren lassen.

4 Die Creme fraîche mit dem Schneebesen schaumig rühren, den Zitronensaft und 2 El von dem Sud dazugeben. Den Topf vom Herd nehmen und die Zitronensauce über dem Fleisch und dem Sellerie verteilen.

TIP

Dieses in Griechenland beliebte Wintergericht schmeckt mit Knollensellerie noch intensiver.

Energie:	316 kcal
Eiweiß:	31 g
Fett:	18 g
Kohlenhydrate	6 g
Cholesterin:	96 mg
Ballaststoffe:	7 g

Variation

Wem der Geschmack von Sellerie zu intensiv ist, der kann das Fleisch auch mit in Streifen geschnittenem Lauch, Möhren und Zwiebeln anrichten. Bevorzugt man eine süß-saure Variante, kann man noch Ananas, Sojasauce und Curry hinzufügen.

Schweinefilet mit Sellerie

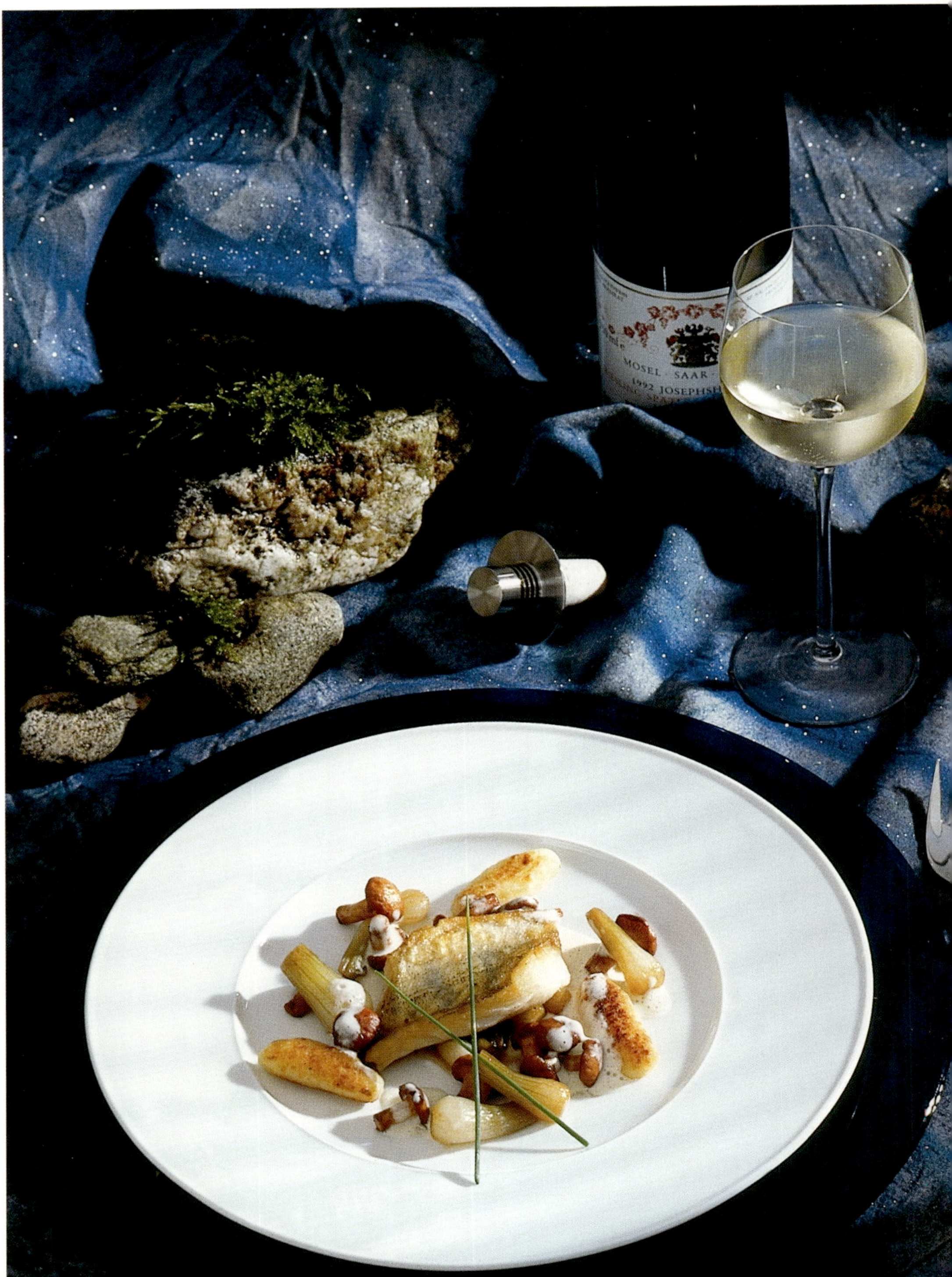
MOSEL · SAAR ·

Nichts für Trockenschwimmer – Fischgerichte mit Pfiff

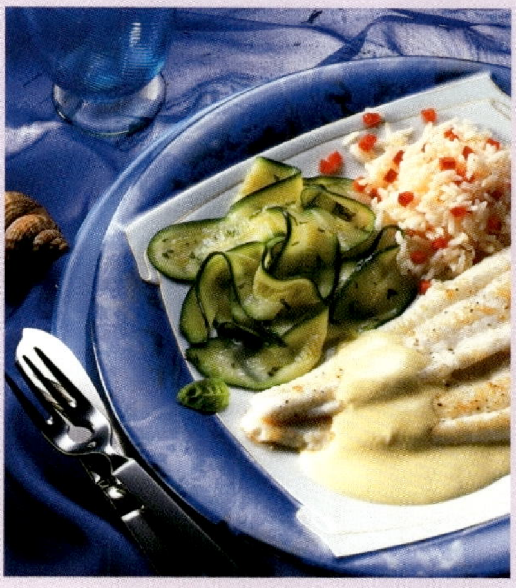

Zander mit Gnocchi und Pfifferlingen

600 g Zanderfilet mit Haut (geschuppt)
400 g Pfifferlinge
12 Frühlingszwiebeln
1 Bund Schnittlauch
100 g Diätmargarine
1/2 l Fischfond

Für die Gnocchi:
500 g Pellkartoffeln
1 Eiweiß
125 g Mehl
Salz
Pfeffer
Muskat

1 Die Pfifferlinge putzen und waschen, evtl. halbieren. Das Gemüse auch putzen, kurz blanchieren und in 1 El Margarine schwenken.

2 Das Zanderfilet mit Salz und Pfeffer würzen und auf der Hautseite in der Margarine kross anbraten. Kurz vor Ende der Garzeit die Pfifferlinge und das Gemüse zugeben und mit den Kräutern verfeinern.

3 Die Kartoffeln durch die Presse drücken, mit Mehl und Eiweiß vermischen und würzen. Den Teig zu einer 3cm dicken Rolle ausrollen. Kleine Stücke abschneiden und in siedendem Salzwasser garen.

4 Vor dem Servieren die Gnocchi in einer Pfanne mit wenig Margarine anbraten.

TIP

Zu dem zarten Anisgeschmack von Zander paßt idealerweise Fenchel. Die Knollen werden aufgeschnitten, der harte Strunk entfernt und das Gemüse in feine Streifen geschnitten. Nach dem Andünsten des Gemüses legt man den Fisch auf und gart ihn im geschlossenen Gefäß im Backofen etwa 20 Min. Auch hierzu sind die zarten Gnocchi eine ideale Beilage.

Energie:	543 kcal
Eiweiß:	39 g
Fett:	22 g
Cholesterin:	108 mg
Ballaststoffe:	11 g

Seite 110: Zander mit Gnocchi und Pfifferlingen

Rotbarsch im Gemüsebett

- 400 g Rotbarsch
- 2 Stangen Lauch
- 1 El Olivenöl
- Pfeffer, Salz, Muskat
- 3 Tomaten
- 2 El Vollkornsemmelbrösel
- 100 g geriebener Emmentaler
- 4 El gemischte Kräuter

1 Den Lauch waschen, putzen und in feine Streifen schneiden. In 1 El Olivenöl andünsten, bis er weich ist, in eine Auflaufform geben. Den Fisch darauflegen und mit Pfeffer, Salz und Muskat würzen.

2 Die Tomaten in Scheiben schneiden und dachziegelartig auf dem Fisch verteilen.

3 Semmelbrösel, Kräuter und Käse mischen, über die Tomaten streuen und bei 200 °C im vorgeheizten Backofen etwa 40 Min. backen.

Energie:	513 kcal
Eiweiß:	55 g
Fett:	28 g
Cholesterin:	130 mg
Ballaststoffe:	4 g

Forelle in der Folie

- 1 Forelle (ca. 250 g)
- 1 El Sonnenblumenöl
- Salz, Pfeffer, Dill
- 2 El Weißwein
- Bratfolie

1 Die Forelle innen und außen sauber waschen und mit einer Mischung aus Wein, Öl und Gewürzen sorgfältig einreiben. Ein doppelt so großes Stück Bratfolie abschneiden und die Forelle hineinlegen. Oben muß unbedingt ein kleines Loch hineingeschnitten werden, damit der Bratbeutel nicht platzt.

2 Im vorgeheizten Rohr bei 180 °C wird der Fisch in 15 Min. gegart. Vor dem Servieren noch 10 Min. in der Folie ruhen lassen und mit Kräuter überstreut servieren. Dazu Petersilienkartoffeln und frische Blattsalate reichen.

Energie:	362 kcal
Eiweiß:	49 g
Fett:	17 g
Cholesterin:	140 mg
Ballaststoffe:	0 g

Seezunge mit Joghurt-Sauce und Paprikareis

- 8 Seezungenfilets
- 300 g Reis
- 2 Zucchinis
- 1/2 El Gemüsebrühe
- Salz, Pfeffer
- 1 Tl Basilikum
- 1 El Eiersatz
- 1 Zitrone
- 1 Becher Joghurt 1,5 %
- 2 El Pflanzenöl
- 1 rote Paprikaschote

1 Den Reis im Salzwasser garen. Die Zucchinis waschen und in feine Streifen schneiden, in Gemüsebrühe dünsten. Das Gemüse salzen und pfeffern und mit Basilikum verfeinern.

2 Für die Sauce den Eiersatz mit 6 El Wasser verrühren, im heißen Wasserbad schaumig schlagen, Zitronensaft und Joghurt hinzugeben, mit Salz und Pfeffer abschmecken.

3 Den Fisch waschen, säubern und mit Salz einreiben, den restlichen Zitronensaft darüberträufeln. Das Öl in einer Pfanne erhitzen und die Filets von beiden Seiten anbraten.

4 Paprika leicht anbraten und mit dem Reis vermengen. Den Fisch und den Reis auf Tellern anrichten, mit der Sauce übergießen.

TIP

Fisch bewahrt, gedünstet zubereitet, am besten seinen natürlichen Geschmack.

Energie:	450 kcal
Eiweiß:	34 g
Kohlenhydrate	66 g
Fett:	8 g
Cholesterin:	76 mg

Variation

Seezungenfilets mit Crème fraîche einstreichen, mit Pfeffer und Salz sowie Petersilie abwürzen. Dann das Fischfilet aufrollen und mit einem Holzstäbchen feststecken. Weißwein angießen und das ganze im Ofen 20 Min. pochieren lassen. Den Fond mit Crème fraîche und Zitrone abrunden.

Kabeljau mit Curry-Sauce

500 g Kabeljau
1 kleine Stange Lauch
2 Möhren
1 Chinakohl
1 Eiweiß
5 El Joghurt 1,5%
Salz, Pfeffer
Zitronensaft

Für die Sauce:

1 Apfel
2 Zwiebeln
3 Tl Diätmargarine
1 Tl Currypulver
1 El Mehl
100 ml Gemüsebrühe
100 ml Weißwein

1 Die Fischfilets waschen, trockentupfen und in große Stücke schneiden und im Mixer pürieren. Den Fisch kühlstellen.

2 Von dem Chinakohl ca. 8 Blätter abtrennen und kurz blanchieren, abtropfen lassen. Den Lauch und die Möhren klein schneiden und in der Gemüsebrühe dünsten.

3 Das Eiweiß und den Joghurt unter das Fischpüree mischen, mit Zitronensaft, Salz und Pfeffer abschmecken. Das gedünstete Gemüse dazugeben.

4 Die Fischmasse auf den Kohlblättern verteilen und wie Rouladen zusammenbinden.

5 Die Zwiebeln und den Apfel würfeln und in der Margarine andünsten. Currypulver und Mehl hineinstreuen und mit dem Wein und der Gemüsebrühe ablöschen. Die Sauce kurz aufkochen lassen und die Fisch-Rouladen in der Sauce ca. 15 Min. garen. Dazu paßt körniger Reis.

TIP

Selbst variieren kann man das Curry, indem man das Aroma der enthaltenen Zutaten noch ein wenig verstärkt, z.B. durch ein Stück Zimtrinde, durch das Überstreuen mit Korianderkraut oder die Zugabe einer Nelke.

Energie:	325 kcal
Eiweiß:	38 g
Kohlenhydrate	18 g
Fett:	6,2 g
Cholesterin:	78 mg
Ballaststoffe:	4,2 g

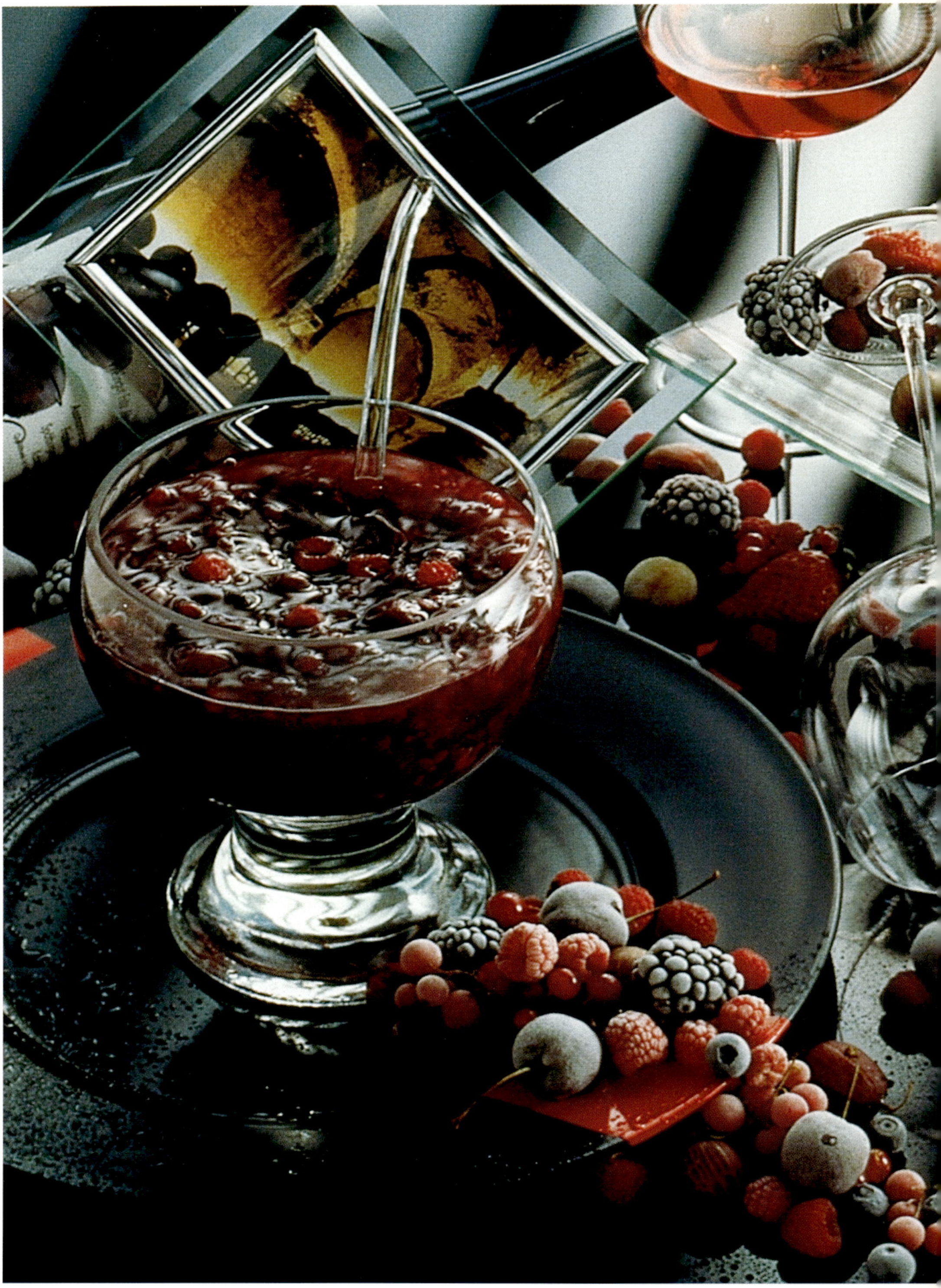

Das dicke Ende kommt nicht – leichte Gebäcke und Desserts

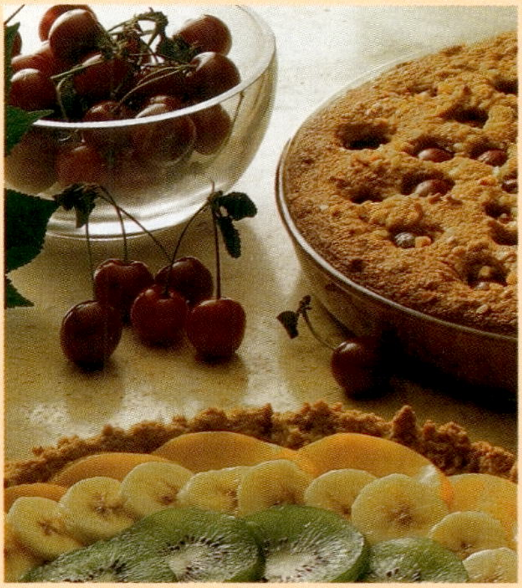

Rote Grütze

Je 250 g Himbeeren,
rote Johannisbeeren,
Brombeeren und Sauerkirschen
1/8 l Kirschsaft
50 g Speisestärke
1/8 l Spätburgunder

1 Speisestärke mit kaltem Spätburgunder anrühren. Den Kirschsaft aufkochen und die Stärkemischung einrühren, noch einmal kurz aufkochen lassen.

2 Das gewaschene Obst dazugeben und ebenfalls einige Minuten mitköcheln. Die Rote Grütze in einer Schale anrichten und mit Zitronenmelisse-Blättchen garnieren.

TIP

Als Nachspeise für Gäste am Abend können Sie dazu einen Spätburgunder reichen.

Energie:	108 kcal
Eiweiß:	2 g
Fett:	1 g
Cholesterin:	0 mg
Ballaststoffe:	6 g

Apfelschnee

1 Apfel
2 Eiweiß, 2 Tl Zitronensaft
1/2 Zimtstange, Süßstoff

1 Den Apfel waschen und in kleine Stücke schneiden.

2 Mit 2 El Wasser und 1/2 Zimtstange zum Kochen bringen und solange köcheln, bis Apfelmus entstanden ist.

3 Das Eiweiß mit Zitronensaft sehr steif schlagen und den heißen Apfelbrei einrühren. Noch lauwarm servieren.

TIP

Auch aus anderen Früchten läßt sich Schnee herstellen, z.B. mit der köstlichen Quitte, die wegen ihres hohen Pektingehaltes besonders empfehlenswert ist.

Energie:	107 kcal
Eiweiß:	8 g
Fett:	1 g
Kohlenhydrate:	16 g
Cholesterin:	0 mg
Ballaststoffe:	3 g

Seite 116: Rote Grütze

Apfeltarte

Für den Teig:

- 1 große gekochte Kartoffel
- 200 g Vollkornmehl
- 1 Tl Backpulver
- 3 El Fruchtzucker
- 100 g Diätmargarine
- 1 Pr. Salz

Für den Belag:

- 5 Äpfel

1 Die Kartoffeln in 20 Min. weich kochen, abpellen und noch heiß durch eine Kartoffelpresse drücken.

2 Die anderen Zutaten abwiegen und alle auf einmal mit dem Kartoffelteig vermischen, bis ein einheitlicher Teig entsteht. Noch kurz mit den Händen zu einer Teigkugel zusammenrollen, und dann eine Springform damit auslegen.

3 Die Äpfel schälen und in schmale Spalten schneiden. Von außen nach innen auf dem Teig auslegen. Bei 200 ° C im vorgeheizten Backofen etwa 35 bis 40 Min. backen.

4 Lecker schmeckt die Tarte auch mit Birnen- oder Aprikosenspalten belegt.

TIP

Der Teig ist eifrei und enthält mit Diätmargarine hergestellt auch kein Cholesterin.

Energie:	5 kcal
Kohlenhydrate:	38 g
Fett:	15 g
Cholesterin:	0 mg
Ballaststoffe:	7 g

Variante: Pikante Quiche

Ohne Zucker zubereitet, bietet der Teig eine gute Grundlage für herzhafte Quiches. Man kann ihn z.B. mit einer Masse aus Zwiebeln, Quark und frischen Kräutern belegen. Auch Lauch, Spinat oder Pilze eignen sich sehr gut als Belag.

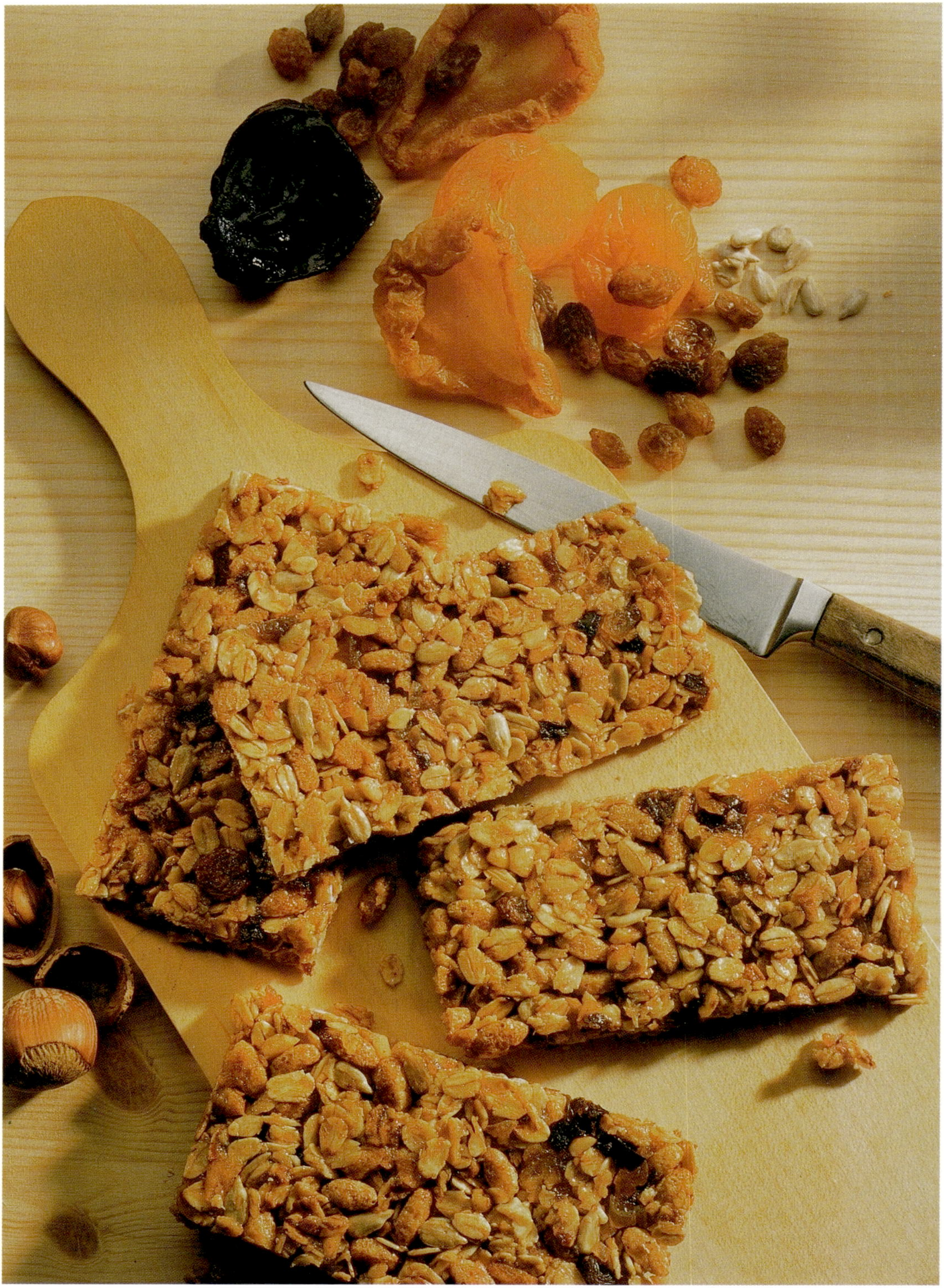

Kernige Fruchtriegel

- 30 g Diätmargarine
- 30 g Zucker
- 100 g Honig, Zitronensaft
- 200 g Haferflocken
- 30 g gehackte Haselnüsse
- 30 g Sonnenblumenkerne
- 30 g Pflaumen und Birnen
- 30 g Aprikosen und Rosinen

1 Die Margarine mit Honig und Zucker in einem Topf schmelzen. Zitronensaft, Haferflocken, Haselnüsse und Sonnenblumenkerne hinzufügen und unter Rühren knusprig rösten.

2 Die restlichen Früchte in kleine Würfel schneiden und unter die Masse geben.

3 Die Masse auf ein mit Backpapier ausgelegtes Backblech streichen und auf der mittleren Einschubleiste im vorgeheizten Backofen bei 150 °C ca. 15 Min. trocknen lassen.

4 Die fertigen Fruchtriegel aus dem Ofen nehmen und noch warm in Riegel schneiden.

TIP

In einer gut verschließbaren Dose können die Riegel über einen Zeitraum von 3 Wochen aufbewahrt werden.

Energie:	150 kcal
Eiweiß:	3 g
Fett:	6 g
Cholesterin:	0 mg
Ballaststoffe:	2 g

Variation

Wer als Süßigkeit lieber Konfekt bevorzugt, bereitet eine Masse aus 70 g Sonnenblumenkernen, 70 g Sesam, 200 g Honig, 75 g Margarine, 200 g Haferflocken, 1/2 Tl Vanille oder Zimtpulver. Von der Masse werden mit Teelöffeln kleine Häufchen abgestochen und auf ein Backpapier gesetzt. Bei 175 °C etwa 20 Min. backen.

Kernige Fruchtriegel

Hefekranz oder Rosinenbrot

- 250 g Mehl
- 1/8 l Milch
- 20 g Hefe
- 50 g Margarine
- 40 g Zucker
- 50 g Rosinen
- 1 Eiweiß

1 Alle Zutaten zu einem glatten Teig verkneten und etwa 30 Min. ruhen lassen.

2 Danach auf einem mit Backpapier ausgelegten Blech einen Kranz formen oder den Teig in eine Kastenform geben. Nochmals zur doppelten Größe aufgehen lassen.

3 Die Oberfläche mit Wasser bestreichen und bei 180 °C etwa 20 Min. backen lassen.

Energie:	134 kcal
Eiweiß:	3 g
Fett:	4 g
Cholesterin:	1,5 mg
Ballaststoffe:	2 g

Sauerkirsch- oder Kiwi-Bananenkuchen

- 150 g Quark
- 6 El Milch
- 6 El Öl
- 75 g Zucker
- 1Pr. Salz
- 300 g Mehl
- 1 Päckchen Backpulver
- 1 kg Sauerkirschen oder Kiwis, Bananen und Pfirsiche

1 Alle Zutaten auf einmal vermischen und zu einem glatten Teig kneten. Danach sofort auf einem Blech oder in 2 Springformen ausrollen und je nach Wunsch mit Obst belegen.

2 Bei 180 °C etwa 30 Min. backen lassen. Mit pflanzlichem cholesterinfreiem Schlagschaum servieren.

Energie:	218 kcal
Eiweiß:	5 g
Fett:	7 g
Cholesterin:	0,5 mg
Ballaststoffe:	2 g

Sauerkirschkuchen
Kiwi-Bananenkuchen

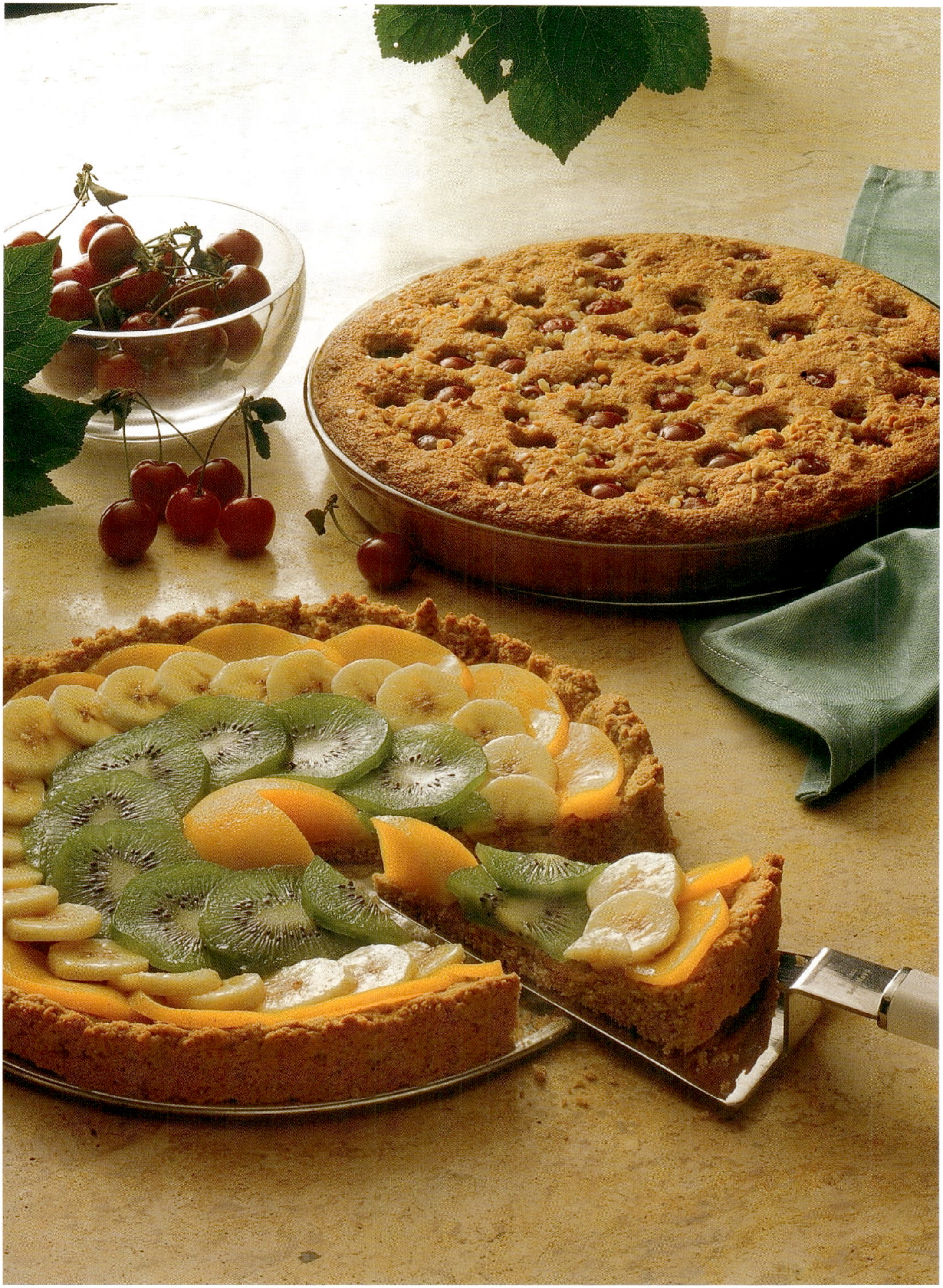

Die 14-Tage-Kur zum effektiven Cholesterin-Abbau

Wenn Sie sich dazu entschlossen haben, bei Ihrer Ernährung in Zukunft auf Cholesterin zu achten, bieten wir Ihnen »für den Einstieg« mit dieser Kur eine hilfreiche Unterstützung. In ihr finden Sie für jeden Tag eine Zusammenstellung von cholesterinarmen Gerichten, die Sie alle in unserem Rezeptteil nachlesen können. Die Hauptgerichte sind auch nach Belieben gegeneinander austauschbar, die täglich von außen zugeführte Cholesterinmenge sollte jedoch 300 mg nicht überschreiten. Als Getränk sollten Sie grundsätzlich Wasser wählen, aber denken Sie daran – mindestens 2 Liter täglich! Darüber hinaus sollten Sie vielleicht auch gleich etwas für Ihre Kondition tun – ein paar Minuten Gymnastik oder Radfahren am Tag sind bereits ein guter Anfang – das Pensum sollte langsam gesteigert werden.

Nach dieser Kur werden sich Ihre Blutfettwerte einem normalen Wert angenähert haben, Ihr Gewicht wird sich bereits reduziert haben, kurzum – Sie werden sich rundum wohler fühlen und Zufriedenheit und Vitalität ausstrahlen. Damit dieser Erfog anhält, sollten Sie natürlich auch weiterhin auf eine cholesterinarme Ernährung achten.

1. Tag:	Frühstück:	Müsli nach Wahl
	Mittagessen:	Gemüseeintopf, Vollkornbrot
	Abendessen:	Mainzer Käse mit roten Zwiebeln und Essig-Öl-Marinade, Vollkornbrot
	dazwischen:	1 Stück Apfelkuchen, 1 Apfel
2. Tag:	Frühstück:	Frischkornbrei nach Wahl
	Mittagessen:	Truthahnsalat
	Abendessen:	Vollkornbrot, roher Schinken mit Feigen, Tomatensalat
	dazwischen:	1 Portion Rote Grütze, 1 Grapefruit
3. Tag:	Frühstück:	Müsli oder Vollkornbrötchen mit Margarine und Honig
	Mittagessen:	Blattspinat mit Curry-Kokos-Joghurt
	Abendessen:	Würziger Brotfladen, Rotkohl-Rohkost
	dazwischen:	200 g Aprikosen, 250 g Beerenobst

4. Tag:	Frühstück:	Möhren-Apfel-Müsli
	Mittagessen:	Forelle in der Folie, Petersilienkartoffeln, Friséesalat
	Abendessen:	Pumpernickel mit Frischkäse, Sellerie-Rohkost
	dazwischen:	Obst nach Wahl, Himbeerquark
5. Tag:	Frühstück:	Müsli nach Wahl
	Mittagessen:	Schweinefilet mit Sellerie
	Abendessen:	Marinierter Fenchel, Mehrkornbrot
	dazwischen:	1 Apfel, 1 Birne, 1 Kiwi
6. Tag:	Frühstück:	Frischkornbrei mit Beerenobst
	Mittagessen:	Grünkernrisotto
	Abendessen:	Gemischter Salat mit italienischem Dressing und Geflügelbruststreifen, Kürbiskernbrot
	dazwischen:	Bananenmilchmischgetränk, Rosinenvollkornbrötchen mit Pflaumenmus
7. Tag:	Frühstück:	Bunter Hüttenkäse mit Kräutern, Vollkornbrötchen
	Mittagessen:	Senfkaninchen mit breiten Nudeln, Tomatensalat
	Abendessen:	Minipizza
	dazwischen:	Obstsalat, Pflaumenkuchen
8. Tag:	Frühstück:	Frischkornmüsli
	Mittagessen:	Überb. Zwiebeln mit Möhrenfüllung, Kartoffelpürree
	Abendessen:	Rote-Beete-Cremesuppe, Vollkornbrot
	dazwischen:	2 Äpfel, 1 Stück Apfeltarte
9.Tag:	Frühstück:	Vollkornbrötchen mit Margarine, Aprikosenaufstrich
	Mittagessen:	Putenschnitzel mit Mandelpanade, Vollkornreis, Salat
	Abendessen:	Linsensalat, Bauernbrot, 1 Tomate
	dazwischen:	Obst nach Wahl
10. Tag:	Frühstück:	Vollkornbrot, Margarine, Marmelade
	Mittagessen:	Scharfer Gemüsetopf mit Vollkornnudeln
	Abendessen:	Paprikasalat, Vollkornbrot, Schinken ohne Fettrand
	dazwischen:	Kerniger Fruchtriegel, 1 Banane

11. Tag:	Frühstück:	Herzhafter Frischkäse, Vollkornknäcke
	Mittagessen:	Tofu im Sesammantel
	Abendessen:	Asiatischer Chinakohlsalat, Bauernbrot
	dazwischen:	2 Äpfel
12. Tag:	Frühstück:	Frischkornmüsli mit Saisonobst
	Mittagessen:	Fisch gedünstet, mit Senfsoße und Salzkartoffeln
	Abendessen:	Dinkel-Küchlein mit Mais
	dazwischen:	1/2 Wassermelone, 2 Pfirsiche
13. Tag:	Frühstück:	Buntes Obst-Allerlei mit Hafercreme
	Mittagessen:	Kokos-Hirse-Pfanne, bunter Salatteller
	Abendessen:	Haferkleiebrötchen mit Schnittlauchquark, Paprikasalat
	dazwischen:	2 Äpfel, 1 Grapefruit
14. Tag:	Frühstück:	Müsli nach Wahl
	Mittagessen:	Zander mit Pfifferlingen und Gnocchi
	Abendessen:	Gemüsebrühe, Vollkornbrot, Tofu-Möhren-Salat
	dazwischen:	2 Äpfel, 1 Birne, 1 Kiwi

Genießen Sie eine Woche die gesunde Küche des Mittelmeers

Probieren Sie es einfach aus – Unsere schmackhaften Gerichte aus der Mittelmeerküche bieten Ihnen sieben Tage lang Abwechslungsreiches aus der Region. Sie können die Hauptgerichte gegeneinander austauschen, sollten jedoch darauf achten, täglich ein Müsli als Kernstück der gesunden Ernährung sowie frisches Obst und Gemüse zu sich zu nehmen. Weniger ist mehr – Fleisch muß nicht sein, Fisch dafür um so öfter. Das wertvolle Olivenöl darf natürlich nicht fehlen. Dadurch ist auch die notwendige Versorgung mit Vitaminen und Ballaststoffen ausreichend gesichert.

Mittelmeer-Ambiente

Holen sie sich das Mittelmeer auf den Küchentisch! Dekorieren Sie den Tisch mit sommerlichem Geschirr und einem Blumenstrauß. Einige Muscheln vom letzten Strandurlaub bringen die Mittelmeer-Stimmung zurück.

1. Tag:	Frühstück:	Gerstenflockenmüsli
	Mittagessen:	Tomatensalat, Zucchinigratin mit Körnerkruste
	Abendessen:	Geröstetes Bauernbrot mit Avocado-Tomaten-Belag
	dazwischen:	400 g Obst oder Gemüse
2. Tag:	Frühstück:	Müsli mit Beerenobst
	Mittagessen:	Gnocchi in Raukensoße, Paprikasalat
	Abendessen:	Marinierter Fenchel, Bauernbrot
	dazwischen:	400 g Obst oder Gemüse
3. Tag:	Frühstück:	Müsli mit frisch gequetschtem Hafer
	Mittagessen:	Rotbarsch im Gemüsebett
	Abendessen:	Crostini, Tomatensalat
	dazwischen:	400 g Obst oder Gemüse
4. Tag:	Frühstück:	Möhrenmüsli mit Grapefruitmarinade
	Mittagessen:	Lauwarmer Zucchinisalat mit Basilikum, Tortiglioni mit Pilzsoße
	Abendessen:	Würziger Brotfladen, Paprikasalat
	dazwischen:	400 g Obst oder Gemüse
5. Tag:	Frühstück:	Frischkornmüsli
	Mittagessen:	Rinderragout ital. Art, Radicchio-Mango-Salat, Reis
	Abendessen:	Linsensalat , Bauernbrot
	dazwischen:	400 g Obst oder Gemüse
6. Tag:	Frühstück:	Haferkleiebrötchen mit Schnittlauchquark
	Mittagessen:	Gemüsepizza
	Abendessen:	Vollkorn-Pfannkuchen, Tomatensalat
	dazwischen:	400 g Obst oder Gemüse
7. Tag:	Frühstück:	Müsli mit frisch gequetschtem Hafer
	Mittagessen:	Bunter Salat mit Marinade für ital. Salat, Apulisches Kaninchen, Reis, Brot
	Abendessen:	Friséesalat mit Lachs und Fenchel, Mehrkornbrot,
	dazwischen:	400 g Obst oder Gemüse

Bildnachweis

becel Diät-Beratung, c/o MasterMedia, 22337 Hamburg: Seite 84, 111; Bluthochdruck: erkennen – vorbeugen – behandeln. Midena Verlag, 1996: Seite 12; CMA – Centrale Marketing-Gesellschaft der deutschen Agrarwirtschaft mbH, 53133 Bonn: Seite 19, 27, 37, 39 (2), 40, 102; »Das Herz« – Broschüre aus der TK-Schriftenreihe zur gesundheitsbewußten Lebensführung. Herausgeber: Techniker Krankenkasse, 22291 Hamburg: Seite 20; Deutscher Weinfonds – Deutsches Weininstitut GmbH, 55116 Mainz: Seite 110, 116; »Ernährung« – Broschüre aus der TK-Schriftenreihe zur gesundheitsbewußten Lebensführung. Herausgeber: Techniker Krankenkasse: Seite 8, 10, 11, 15, 26, 29, 36, 38; Griechische Zentrale für Fremdenverkehr, 80333 München: Seite 23; Informationsgemeinschaft Olivenöl, c/o Syntax Public Relations, 80339 München: Seite 74, 108; Kneippheilbad Bad Wörishofen, Städtische Kurdirektion 86825 Bad Wörishofen: Seite 17; Margarine-Institut für gesunsde Ernährung, 22761 Hamburg: Seite 23, 24, 25, 28; mt-color MEDIEN TECHNIK Consulting GmbH, 81737 München: Seite 14, 16, 20, 21, 24, 25; neuform Reformhaus KOCH-STUDIO, 55129 Mainz: Seite 57, 62, 65, 67, 81, 87, 89, 90, 93, 95, 97, 98; Köllnflockenwerke Peter Kölln, 25336 Elmshorn: Seite 50, 54, 68, 73, 76, 101, 120, 123; Schnitzer GmbH & Co. KG, 78112 St. Georgen/Schwarzwald: Seite 46, 49, 53.